失衡

為甚麼我們無法擺脫
肥胖與慢性病

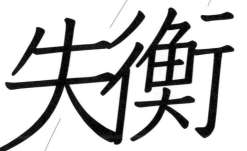

失衡

為甚麼我們無法擺脫
肥胖與慢性病

馬勝學　著

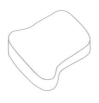

中和出版
OPEN PAGE

目　錄

第一章　平衡：營養的作用

重新找到人生的平衡

瑪麗‧瓦格納博士
星巴克前高級研發總裁

　　我與馬博士認識好幾年了，得知他即將出版一本關於營養學方面的著作，我非常高興。我認為營養學是每個人都應該關注的學科，它與我們的生活和健康息息相關。

　　我與馬博士在星巴克工作期間相識，而且當時都是負責公司的產品研發工作。他是一個非常嚴謹的人，學識淵博，對待產品的專業態度令我印象深刻。此外，因為他是學習食品與營養學出身，而我一直是美國食品科學技術協會（IFT）的成員，還曾擔任該協會的主席一職，我們在食品與營養學領域有很多共同的話題，也有很多共識。我發現，這些共識在《失衡》一書中得到了很充分的體現。

　　這是一部敘述甚詳的作品，馬博士從營養學對人類歷史的影響出發，從多個角度闡述了平衡營養對人類社會的重要意義，他引用了大量國際上最新的研究成果和數據，讓人不得不對其觀點信服。但這不是一本學術性的著作，作者的語言非常流暢，有極強的代入感。書中探討的很多問題，引人深思。

馬博士在書中講到了美國的肥胖問題，其實這已經成為世界性的健康困境。我也曾思索如何從食品的角度來解釋這個問題，很高興，我在《失衡》一書中找到了答案，平衡營養不僅僅能夠讓人們告別肥胖，還是諸多現代社會"文明病"的良藥。沒錯，各國政府制定的居民膳食營養指南確實一直在強調均衡營養的重要性，但是，我覺得那是不夠的，現在大家依然沒有意識到這一點，暴飲暴食、營養不良的現象仍舊非常普遍。每個人都應該讀一讀《失衡》，馬博士在書中描述的景象觸目驚心。

這是一本具有國際視野的書，無論是其學術性，還是作者提出的一些前瞻性的理論觀點，都讓我看到了一部另類的營養學史。我更感興趣的是馬博士對於營養學普及所做的努力和嘗試，他將枯燥的研究性文獻進行轉化，呈現在讀者面前的是淺顯易懂的語言、通俗明白的道理。

從書中我們知道，營養學曾經改變了人類的命運，也正在塑造著現代人的生活方式。失衡，是後工業文明時期整個人類的困境，如何找回平衡，是一個時代命題。那麼，我推薦大家讀一讀《失衡》，相信讀完之後，至少我們能夠找回食品、營養與健康的平衡。

食物的未來

孫寶國
中國工程院院士、北京工商大學食品學院教授

　　中國有句老話,民以食為天,對中國的老百姓來說,吃在生活中始終是第一位的。當然,這句話在不同的時代有不同的理解,放在食物短缺的年代,食物本身就是天,就是命,有口吃的才能活下去,其重要性自然不言而喻。而擱在今天,食物安全與否,似乎是更重要的議題,這是因為近些年食品安全事故頻發,已經造成了全社會的食品安全信任危機。

　　我與馬勝學博士差不多是同齡人,有著相似的求學經歷,也共同見證了中國從貧瘠走向富饒的過程,我們大概是最後一代對飢餓刻骨銘心的人。不同的是,馬博士走出國門,畢業後在國外待了很多年,等他回國的時候,國內已經發生了山河巨變,而我,則見證了巨變的點點滴滴。

　　2002 年,我們在一次會議上相識,我和馬博士均是中國香料香精化妝品工業協會、中國食品添加劑與配料協會技術委員會的委員。當時,他剛剛回國,除了感歎中國香料香精產業的發展

速度，對中國飲食情況的變化也感慨良多。彼時，食品添加劑還沒有走進中國老百姓的視線，營養不均衡對普通大眾而言主要是指營養不良。讓我們沒有想到的是，社會經濟發展如此迅速，僅僅過了十幾年的時間，食物、營養、人體健康、食品安全等名詞已經成為老百姓掛在嘴邊的話題。

我是研究食品香料香精的，讓中國未來的食品更方便、更營養、更安全、更美味是我們食品界人士的奮鬥目標。這些年來，我很大一部分工作是為食品添加劑正名。食品安全問題一波未平一波又起，三聚氰胺奶粉、蘇丹紅鴨蛋、瘦肉精豬肉……而這些非法添加行為竟被老百姓誤認為是食品添加劑的錯。

很多人從健康的角度出發，盡量避免食用食品添加劑，也會盡可能地不購買含有食品添加劑的食物。事實上，食品添加劑早已成為我們生活的一部分，並且為人類生活的便利和健康做出了巨大的貢獻。

食品安全關乎千萬人的健康，能夠引起大家的重視是好事。而且，隨著國家法律法規的健全，食品監管部門工作力度的加大，相信終有一天，人為的食品安全違法犯罪問題會在我們的生活中銷聲匿跡。吃得安全、吃得放心才是社會的常態。

目前，中國食品工業發展已經開始轉型，從以關注安全為主向以關注健康營養為主轉變。

這些年，在很多場合，我一直在就食品安全問題為大家答疑解惑。每次見到馬博士，我們聊的最多的也都是食品安全與營養的話題。我知道他作為國際平衡營養學方面的專家，十幾年來一直在做營養與健康方面的研究。他尤其關注中國的肥胖問題、慢性病問題，在很多次會議上，他總是強調均衡營養的重要性，鄭重提出了以國際最新的平衡營養學來解決這些問題的方案。可以說，我與馬博士的研究方向殊途同歸，因為安全的食品和均衡的營養其實都是為了給人類帶來健康。

讓我感到驚喜的是，馬博士站在國際平衡營養學的最前沿，把他這些年對營養與健康的思考寫成了一本書，令人耳目一新。仔細翻閱這本書後，我為馬博士的嚴謹態度和前瞻視角感歎不已，書中的很多數據和案例充分驗證了營養失衡的嚴重後果。事實上，馬博士對健康的理解與中國的戰略規劃不謀而合，健康中國是國家未來的發展方向。健康，已經上升到國家戰略的高度。

2016 年，中國出台的《健康中國 2030 規劃綱要》（以下簡稱"規劃綱要"）明確指出："把健康擺在優先發展的戰略地位，立足國情，將促進健康的理念融入公共政策制定實施的全過程，加快形成有利於健康的生活方式、生態環境和經濟社會發展模式，實現健康與經濟社會良性協調發展。"

馬博士的這本《失衡》可以說是對"規劃綱要"的學術佐證和實施指導，它全面講述了營養學的知識，倡導營養健康的生活方式。讀過此書，我相信很多人的觀念都會更新，對自身的生活習慣和飲食結構都要做出積極的調整。

在書中，馬博士開宗明義寫道：過去，營養改變了人類的命運；現在，營養決定著人類的健康；未來，營養決定著世界的方向。從這幾句話中，我看到了食物的未來，看到了食品與營養從業者的未來。

我曾經在很多場合倡導大力發展健康食品產業，這是因為，食物的未來就是人類健康的未來。如果通過先進的生產工藝，將食物的功效成分發揮到極致，從而調節人體機能，改善人類健康，這才是食物最終應有的歸屬。

食物應該惠及人類的健康。中國食品科技界要有中國飲食文化的自信，積極投身健康食品科技領域的研究，傳承和弘揚中國優秀飲食養生文化。研究、設計、發明、創造新的健康食品，引領中國健康食品產業的發展。當然，這還需要各級政府加大科技投入和政策扶持力度，制訂專項研發計劃支持健康食品的研發和產業化，並出台政策扶持食品企業研發生產健康食品，同時還要加強科普宣傳，倡導健康飲食，避免偏食和食用不安全、不該吃的食物。

當你讀完這本書，我相信你會更加了解食物對人類而言究竟意味著甚麼。馬博士始終站在國際平衡營養學的角度來理解食物、解讀食物，在他看來，營養均衡的食物可以塑造更健康、更美好的人生，也可以營造更友善、更和諧的社會。

在這個因快速發展而失衡的時代，食品、營養學、健康生活方式的普及任重而道遠，我慶幸有馬博士這樣的同道中人。唯有攜手，我們才能砥礪前行；唯有依賴客觀而科學的知識領航，我們才能重新找回平衡。

東方到西方，我從食物的王國走過

20 世紀 60 年代的中國，經歷了一段物質極度貧乏的時期，凡是在那個時代生活過的人，大概都有過飢餓的記憶。我出生於 1963 年，或許由於年幼，對飢餓的印象不深，但要說起那個時期有甚麼特別的食物，因為飲食結構太過簡單，反而記得比較清楚，除去供應不足的米麵，主要以紅薯、南瓜等雜糧作為補充。至於魚、肉，是只有過年過節時才限量供應的奢侈品。

從 20 世紀 60 年代到 80 年代，中國完成了從半飢餓社會向溫飽社會的過渡，作為親歷者和見證者，我見識了食物對個人、家庭乃至整個社會的重大影響，甚至可以說，食物充足與否，直接決定著社會能否健康正常發展。

這個時期，中國的食物構成依舊相對單一，主食樣式少，蔬菜品類簡單，魚、肉、蛋佔比低。據中國衛生部與統計局公佈的數據可知，從 1949 年至 2000 年，國家進行了三次全國性營養調查工作，1959 年的數據因情況特殊未能發表，而 1982 年的數據顯示，中國居民傳統的膳食呈現植物性食物為主、動物性食物為輔的特點，其中穀類、薯類和蔬菜的攝入量較高，肉類攝入量較低，豆製品總量不高，奶類平均水平極低。

到了 20 世紀 90 年代，雖然經濟發展了，但發表於 1992 年的營養調查數據顯示，國民的膳食結構並沒有改變一直以來以植物性食物為主的態勢，動物性食物佔比依然很低。

20 世紀 80 年代中期，我離開中國，到美國攻讀食品學的碩士和博士學位，一套全新的食物體系呈現在我面前。中國是以農耕文明為起點的飲食結構，具有典型的穀物突出，特別是稻米、小麥佔較大比重的特點。而美國的膳食結構以遊牧文明為基礎，動物性食物佔有很高的比例。

漢堡包、熱狗、牛排、比薩餅、烤雞……從剛剛滿足溫飽的民族一下墜入高熱量的肉林之中，我除了震驚，更多的是匱乏已久導致的來者不拒。我漸漸適應了美國的牛肉五分熟、七分熟，蔬菜生吃 —— 各式各樣的沙拉，也習慣了美式主食 —— 漢堡包、意麵、三明治。味覺上的鄉愁偶爾泛起，餛飩、生煎、豆腐乾、蔥油餅是可望而不可即的家鄉味道。

當中國人仍在跟溫飽較勁兒的時候，美國的營養過剩問題已經初現端倪。20 世紀 80 年代，在中國很少能看到胖子，而在美國，體重超標者比比皆是。只是，當時我的專業偏向食品而非營養，並未對這種現象進行深究。

我可能是國際上為數不多的對三大飲料做過深入研究的科學家之一。我是在美國密西西比州立大學食品科學和人類營養系攻讀的碩士學位，方向是多酚氧化酶^① 的研究。1988 年，我進入美國新澤西州羅格斯大學食品科學系攻讀博士學位，從事食品生物技術的研究。將宏觀的食物落實到微觀的研究中，卻是更為複雜和龐大的一個世界，一種酶，一道轉化，一次循環，影響著食物的風味，也決定著生命的走向。

博士畢業後，我先後在立頓、可口可樂從事飲品的研發工作，無論是立頓的茶飲料，還是可口可樂的果汁，其核心都是如何保鮮，以呈現最佳口感。這一點，與食物的本質是一樣的，新鮮與美味幾乎總是並駕齊驅。

2001 年夏天，我回國探親，此時，中國早已告別了溫飽階段，物質的豐富遠超我的想像。

隨著經濟發展，物質水平提高，中國傳統的以植物性食物為主的膳食模式正在向以動物性食物為主的膳食模式轉變。據 2002 年第四次全國營養調查數據顯示，中國居民的營養質量明顯提高，肉禽蛋類動物性食物消費量明顯增加，基本滿足了蛋白質攝入需求。即便是在農村，膳食結構也趨向合理，與 1992 年的調查數據相比，優質蛋白質佔蛋白質總量的比例從 17% 增至 31%，脂肪供能比由 19% 增至 28%，而碳水化合物的供能比則呈下降趨勢，從 70% 下降至 61%。

從 2000 年至今，十幾年來，中國的膳食結構可以用“報復

---

① 多酚氧化酶是一類含銅的氧化還原酶（有活性的蛋白質），催化鄰—苯二酚氧化成鄰—苯二醌，也能作用於單酚單加氧酶的底物。茶葉加工過程中的顏色變化主要就是由該酶催化的化學變化。——編者注

性反彈"來形容。也就是説，營養結構明顯轉變了，而人們的膳食觀念依然停留在物質短缺時代，追求高脂肪、高熱量，大吃大喝的風氣瀰漫，尚未形成科學健康的飲食習慣。

俗話説，故土難離，很多時候，人們並不知道自己眷戀的到底是故土，還是故鄉的食物。在美國待得時間久了，吃著漢堡、切著牛排，心心念念的卻是家鄉的一碗小餛飩。

我在美國將近二十年，難免會比較中美飲食孰優孰劣。從資源的豐富性來講，美國佔有很大的優勢，但美國人的飲食重內涵而輕形式，不愛玩太多花樣，肉奶能提供熱量，蔬菜能帶來維生素，調味則佐以醬料。中國人呢，重口感而輕內質，好吃是食物的最高原則，濃油赤醬，煎炒烹炸，任何能夠促進口味的工序都值得讚許和肯定。

口味愈加多樣，人們的味蕾卻在鈍化。我發現，中國菜一旦告別了貧困時期的寡油少鹽，很容易朝著重油重鹽重口味的方向高歌猛進。我思念的那一碗湯清味正的餛飩，雖然依然能夠尋覓到，卻已不是味道的主流了。

回國探親後，我最終決定回到祖國的懷抱。辭去可口可樂的工作，我先在國際香精香料公司擔任大中國區香精開發、應用和創新中心經理，後來轉任星巴克管理有限公司中國和亞太區副總裁，主管食品研發、質量和法規。

從事食品、飲品等相關工作二十多年，可以説，我熟悉世界各地的營養狀況、膳食結構、感官偏好。任何一個地區和民族的飲食習慣都有與之相配套的地理文化特徵、生活習慣與傳統，食物與人類總是處在微妙的協調與動態的平衡之中。

我真正深入地研究飲食、營養與健康，是從自己的身體出現問題開始的。

大概從 45 歲開始，不知不覺中，我的身體進入所謂的"亞健康"狀態，去醫院檢查，沒有任何毛病，卻總是覺得哪裡不舒服、渾身沒勁兒。外在表現是，腰圍越來越粗，我有了"成功人士"的大肚腩。

以往在中國，大肚子似乎不是個問題，反倒是中年成功男士的標配。國際上主流的審美則對大腹便便沒有好感，認為這是不健康的標誌。近年來，中國人的審美和健康意識都在與國際接軌，胖人的話語權越來越少。

低頭看不到腳尖，令我相當困擾，在太太的逼迫下，我嘗試了各種減肥方法，少吃多動，節食的同時堅持長跑，跑完氣喘吁吁，大汗淋漓，一個月下來，腰圍卻不見縮小一厘米。

為甚麼？我仔細地分析，發現不僅是減肥方法的問題，我的身體可能出狀況了。長時間膳食結構的錯亂，導致了代謝無法正常進行，吃的東西難以消耗，自然很難消脂減重。

我開始從營養學的角度來理解"我為甚麼是個胖子"這個事兒。既然是吃錯了，想要從根本上解決問題，只能從吃對開始。我調整了自己的飲食，從節食變為合理膳食，增加某些有助於脂肪代謝的營養物質，同時適當運動，逐漸修復脂肪代謝。

奇跡出現了，我的肚子越來越小，最終恢復到了二十多歲時的腰圍。從此以後，這樣的身材一直保持至今。一些後來認識的朋友，根本無法相信我曾經是個胖子。

食物與身體的關係是非常奇妙的，與大自然萬事萬物一樣，動態平衡是最高的法則，一旦平衡被打破，身體會出現不同程度的問題，積累到一定階段，食物便成為身體不能承受之重。

回國後，我受邀加入幾個食品與營養學相關的學會，對中國的慢性病與營養學有了更進一步的了解。十幾年來，中國的經濟飛速發展，中國人的膳食結構也發生了巨大的變化。目前，城市居民的脂肪供能比例已超過 30%，動物性食物來源脂肪所佔的比例已經超標。2009 年的營養調查數據顯示，傳統的以穀物為主的飲食結構在 2005 年首次跌破 50%，只佔到 46.71%，而肉類消費則從 1990 年的 0.47% 增至 2009 年的 2.24%，平均每年以 20% 左右的速度增長。與此相對應的是，中國城市居民的疾病模式已由急性傳染性疾病和寄生蟲病為主轉化為以慢性病為主，膳食結構的變化是主要因素之一。

比較有代表性的三大慢性病分別為心臟病、腦血管疾病和腫瘤，它們是目前導致中國居民死亡的主要疾病。研究表明，植物性食物的攝入量與三大慢性病死亡率之間呈負相關，而動物性食物的消費量則與之呈正相關。

一直以來，大家都有一種錯覺，認為以前生活條件差，物質不豐裕，大部分人處在半飢餓狀態，多少都有些營養不良，現在隨著經濟的發展，人們的生活好了，已經不存在營養不良的狀況了。

其實，現代營養學對“營養不良”進行了重新定義，營養不良包括營養不足、營養過剩和營養不均衡，歸根結底，可以統一理解為營養失調。營養的不平衡直接導致了代謝的紊亂，進而影響人體的免疫系統衰退，最終導致產生各種疾病。

除了慢性病，營養失衡還極容易帶來肥胖問題，我本人就是一個例子。肥胖不但影響形體美，更是高血壓、糖尿病、心血管病等併發症的引擎。前面講到我到美國之後發現很多胖子，等我回國後，發現中國的超重和肥胖人口竟然超過了美國的總人口，這個數字實在非常驚人。2002 年，中國肥胖和超重人口超過 3 億，而這一年美國人口尚不足 2.9 億。

近幾年，成年人肥胖增長率並未放緩，相反，依然在快速增加。國家衛生和計劃生育委員會發佈的《中國居民營養與慢性病狀況報告（2015 年）》指出，全國 18 歲及以上成人超重率為 30.1%，肥胖率為 11.9%，比 2002 年分別上升了 7.3 和 4.8 個百分點；6 至 17 歲兒童青少年超重率為 9.6%，肥胖率為 6.4%，比 2002 年分別上升了 5.1 和 4.3 個百分點。不論成年人還是青少年，超重肥胖增長幅度都高於發達國家。

1989 年，第一版《中國居民膳食指南》正式發佈，差不多每隔 10 年，中國營養學會就會對膳食指南進行修訂。中國居民食物消費和膳食營養在不斷變化，膳食指南也會進行相應的調整。

2016 年，《中國居民膳食指南》第四版發佈，最新版本特別強調和突出 "平衡膳食、均衡營養" 的概念，這是因為近 10 年來，經濟飛速發展，處在轉型期的中國居民營養攝入處於嚴重失衡的狀態。

從生物學角度看，記憶無法轉化為基因，但中國人的飢餓記憶似乎過於根深蒂固，一代代延續下來，在物質膨脹之後，對食物產生了無法遏制的狂熱。

食色，性也。千百年來，吃是中國人最熱衷的儀式，婚喪嫁娶，大小節日，無不以吃來表達情感，以吃來完成社交。而到了今天，"吃貨"儼然是褒義詞，是對一種生活方式的禮讚和膜拜。

作為一名資深的"美食愛好者"，我從全世界的食物王國中走過，固然知道食物的美好，然而，在營養學領域浸淫了三十多年，我同樣知道，一個生命有機體的健康，完全仰賴合理有序的營養攝入而存在，可以說"成也食物，敗也食物"。

越是食物充足的時代，營養學越有現實指導意義，這是因為在食物欠缺的年代，能夠吃飽已屬不易。而當豐盛的食物洶湧而至，如果不加節制，身體就會出問題。未來的十到二十年，是中國普及營養學、改善營養健康的關鍵時期，營養的均衡不僅影響國民的身體素質，還會影響國家經濟的正常發展。

我希望通過分享三十多年總結的營養學秘密，讓國人樹立新的膳食觀念。願每一個人都能通過均衡營養收穫健康與活力。

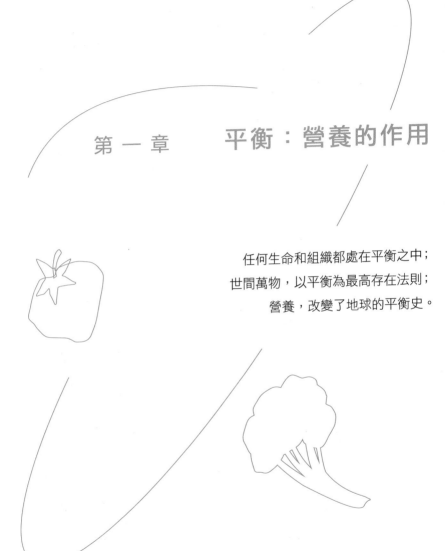

第 一 章　　平衡：營養的作用

任何生命和組織都處在平衡之中；
世間萬物，以平衡為最高存在法則；
營養，改變了地球的平衡史。

營養學、智慧誕生與生態新平衡

> 在地球生態系統趨於平衡的過程中，營養攝入改變了靈長類生物的大腦容量，促使人類誕生，一種嶄新的由人掌控的動態平衡由此開始。

大爆炸、地球、萬物生

迄今為止，美國物理學家伽莫夫（George Gamow）1946 年正式提出的"大爆炸理論"（The Big Bang Theory）是最有影響力的宇宙誕生學說。該學說認為，宇宙是由 138.2 億年前的一次大爆炸後膨脹形成的。與普通的大爆炸不同，這樣的爆炸是致密熾熱的奇點突然炸裂所致，宇宙體系不斷膨脹，物體溫度從熱到冷、物質密度從密到稀不斷演化，宇宙從此有了物質、能量、時間和空間，而這些概念，構成了物理學的基礎。

在漫長的宇宙演化中，物質和能量形成複雜的結構，從原子到分子，再結合成具體的物質。在宇宙誕生將近 100 億年之後，飄散在太空中的塵埃聚集，形成了太陽系，而地球是其中一個星球。

最初地球體積很小，隨著塵埃和星體的撞擊，體積不斷增大，溫度不斷升高。之後，地球遭受的撞擊變少，地表溫度降低，而內部的岩漿不斷噴發，形成了火山，火山灰中的蒸汽凝結為水，形成了海洋。

有機體就是在海洋中誕生的，生命由此起源，耗費三十多億年的時間，不斷進化，從有機體到藻類，再到多細胞生物、海洋動物，是一段漫長而曲折的進化史。

在地球形成的早期，由於星體運動和地殼活動的不確定性，維繫平衡幾乎是不可能的。自生命誕生以來，地球經歷了至少 5 次滅絕事件，每一次都讓不計其數的生命從地球消失。例如發生於 2.5 億年前的二疊紀末期的滅絕事件，95% 的生物遭受滅頂之災。而發生於白堊紀 —— 第三紀的滅絕事件，導致地球上 45% 的生物滅絕。

然而從整個宇宙的發展史來看，地球的存在只是滄海一粟，地球的災難並未改變宇宙的平衡與演化。但對地球自身來說，平衡和穩定是物種演化的先決條件，如果沒有一個相對安全的環境，就不可能有多樣的物種，也不可能有人類的誕生。

趨向平衡的生態系統

與宇宙或者地球的誕生時間相比，人類存在的歷史只有短短的幾百萬年時間，幾乎可以忽略不計。在人類出現之前，地球經過億萬年的進化，形成了相對平衡的生態系統，人的出現，或者說智慧的誕生，對原本的生態系統產生了巨大的衝擊。

眾所周知，生態系統是生物群落連同其所在的地理環境所構成的能量、物質的轉化和循環系統。生態系統平衡建立在能量平衡、物質循環平衡和生物鏈平衡之上。

能量平衡特別容易理解，生態系統需要的負熵[①] 來自太陽，依靠太陽的能量形成自組織過程。從大自然長久的發展史來看，整個生態系統消耗的能量與能夠利用的太陽能必須達成平衡，不能長期超負荷消耗。

物質循環平衡是指無機物—有機物—無機物的循環平衡。生命系統的能量載體其實是在地球內部完成吸收和代謝，從微觀角度來講，物質循環是指水循環、氧氣循環、氮循環、磷循環等。物質循環平衡表現為生態系統內部不會產生垃圾。

生物鏈是能量和物質循環的載體，生物鏈的起始是植物通過光合作用把無機物轉化為有機物，將太陽能轉化為生物能，之後，通過食物鏈，有機物向動物流動，最後，再由動物和植物流向微生物。在最後這個過程中，有機物被分解氧化，重新轉化為無機物，釋放出能量。生物鏈是由多種物種連接而成，保持著能量的流動和物質的循環，維繫著整個生命體系的良性存在，這種運轉機制即生物鏈平衡。一般而言，生物種類越多樣越複雜，其抵抗環境波動的能力就越強，整個生態系統也就更為穩定，生物鏈平衡的水平也就越高。

如果你看過迪士尼的動畫片《獅子王》，可能會記得電影中有這樣一個情節：老獅子語重心長地告訴辛巴，獅子吃掉的那些食草的羚羊、斑馬、兔子，並非是殘忍的殺戮，而是為了維護整片草原。

---

① 負熵即熵減少，是熵函數的負向變化量。負熵是物質系統有序化、組織化、複雜化狀態的一種量度。 —— 編者注

獅子王為甚麼這麼説？因為這就是自然界的生態平衡，一片未曾遭受破壞的草原，動植物的數量和種類在一定時期內是基本穩定的。動植物互相適應、彼此制約，讓一片草原欣欣向榮。獅子吃羚羊，羚羊吃草，獅子、豹子等大型兇猛動物死亡之後，身體又會變成植物的肥料，如此良性循環，草原才不會消失。

可以説，自然界中所有的生物，都不可能脱離其他生命物質而獨立存在，生態系統內某一種生物的增加、減少、滅絕，都會影響生物鏈上其他生物的存在狀態。

營養學改變了大腦發育

假如沒有人類文明的誕生，同時沒有外源性的災難，大自然的平衡會長期演化和保持下去。

人類的祖先 —— 早期猿人大概誕生於 200 萬到 300 萬年前，之後經歷了智人、直立人等階段。大約 7 萬年前，"智人"這一物種的生物開始出現，智人最大的特點是會思考，也就是會利用智慧為自己謀取生存福利。雖然説"人類一思考，上帝就發笑"，但正是因為思考，人類躍居為自然界的上帝，"在地球發展史上，首次出現了為自己的利益而打算征服整個自然的物種，即人類"。

人類的分支比較複雜，因為區域地理環境不同，早期的人種"有些高大，有些矮小，有些會兇殘地獵捕，有些只是溫和地採集著食物"。但共同的特徵是相對腦容量明顯大於其他動物。

相對腦容量是指大腦體積與身體體積的比值。動物學家研究了過去 6000 萬年裡生活過的 500 種哺乳動物的大腦，其跨度之大，涵蓋了恐龍滅絕之後一直到今天的動物。結果發現，相對腦容量越大的動物越聰明。比如說，藍鯨的大腦雖然比人腦大很多，但它的相對腦容量並不大，也就沒有人聰明。它的大腦很大一部分是用來控制身體運動的，身體越高大，需要的腦容量相應就越大，但除此之外，用於智力活動的佔比很小。

其實，生態系統平衡的打破是由營養學導致的，打破之後，自然界建立了由人類參與的新的平衡。早期的人類在獲取食物上並無太大優勢，一是他們的體格不佔優勢，無法與兇猛動物相抗衡；二是他們的奔跑速度也落後於羚羊、野狗、兔子等動物，遠古時期的人類祖先處在食物鏈不太起眼兒的位置。

人類是雜食性動物，攝食的動物蛋白是其他兇猛動物剩下的更易消化的骨髓、大腦等難攝取的部位。雜食性保證了營養的均衡，另外，食物容易消化使節餘出的能量供給大腦，促進了腦容量的增加。

碩大的腦袋是一份甜蜜的負擔，它雖然讓人類在智力上戰勝了動物，但也導致了身體其他部位的退化，比如人類的肌肉和骨骼遠不及其他靈長類動物發達，猴子可以在樹上蹦來跳去，大猩猩臂力驚人。大腦結構脆弱，消耗的能量卻很驚人。以智人為例，在身體不運動時，總量佔比為 2%~3% 的大腦能量消耗卻高達 25%，而其他猿類在休息時大腦能量消耗僅為 8%。

沒有人知道我們的祖先甚麼時候學會了用火，直接的考古學證據來自於南非的 Wonderwerk 洞穴，裡面有 100 萬年前人類祖先留下的灰燼和骨頭，但人類用火的時間應該更早。

人類學會用火具有劃時代的意義，美國人類學家蘭厄姆認為，正是因為人類學會用火，吃上熟食，人類的智慧才發生了飛躍。經過加熱，食物不但變得更為美味，寄生蟲病菌被殺死，蛋白和澱粉的物理化學結構也發生改變，身體內分解酶的工作效率大大提高，食物也更安全，更容易消化。比如黑猩猩每天需要花費 5 個小時嚼食生肉，而人類只需要 1 個小時。

人類考古發現，距今一百六十萬到一百九十萬年前的直立人（homo erectus）的腦容量是其祖先能人（homo habilis）的 1.5 倍，與此同時，其牙齒尺寸發生了人類進化史中最大幅度的下降，充分驗證了這一點。

火的運用和學會使用工具，讓人類營養的攝入更加規律和多樣，規律地食用熟食改變了人類的解剖結構 —— 牙齒變小，更為圓潤，腸道縮短，消化能力提高，反映到大腦上，是腦容量變得更大。對比發現，人類的腦容量是猴子的 20.7 倍，是大猩猩的 4.3 倍。

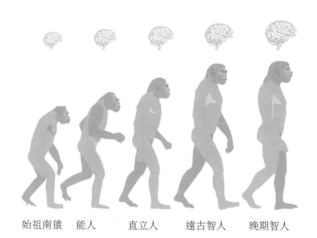

始祖南猿　　能人　　　直立人　　遠古智人　　晚期智人

圖 1-1　人類進化大腦變化圖

人的出現是生物界的革命，一群在最近幾十萬年來逐漸變得無所不能的慾望猴子打破了地球的寧靜與平衡，開始替代上帝恣意擺佈世界。

1990 年的奧斯卡獲獎短片《平衡》（Balance），是一則內涵豐富的現代寓言。在一個超現實的空間裡，5 個幾乎一模一樣的男子背靠背圍成一圈，他們面無表情，又彷彿各懷心事。其中一個人向外邁出一步，空間發生了傾斜，原來，這 5 個人站在一個四方形的平板上，中間只有一個支點。他們默契地向四方走去，盡力保持平衡，隨後拿出了釣魚竿垂釣。其中一個人釣上了一隻音樂木箱，當他想要窺探木箱的秘密時，其他四個人也充滿了好奇，於是平衡被打破了。圍繞著這隻音樂木箱，5 個人展開角逐，最終，木板的兩端剩下孤單單的一個人，以及一隻永遠無法觸碰的木箱。

這樣一則現代寓言，可以從多個層面解讀。如果平板是地球，寓意人與自然的不平衡；如果平板是當今世界，那 5 個人代表了國家之間的不平衡；如果平板是一個人，5 個人隱喻了名利、工作、健康等要素，反映了內心的不平衡。

平衡的法則指引著這個世界，每一方勢力似乎都能夠打破平衡，但最終又被平衡所引導。人類的存在需要平衡，個體的健康需要平衡，當貪婪和誘惑出現時，平衡就會被打破。人類在地球這一葉扁舟上，只有同舟共濟，保持平衡，才能抵達彼岸。

從浩渺的宇宙到神奇的地球，從龐大的生態系統到複雜的人類，這世間的萬事萬物，都是從不穩定趨向穩定平衡的。

每一個獨立的人類個體同樣如此，他無時無刻不在追求內外的平衡。人體作為生態系統的一部分，要與外部自然環境相平衡。同時，對身體內部而言，也在不斷協調中趨向生理與心理的平衡。

生命不在於運動，也不在於靜止，而在於平衡。任何生命系統都是因平衡而生，因不平衡而亡，新的平衡孕育新的生命。

人類是地球平衡運動的產物，具備生物圈內所有生命系統的特徵。然而，智慧將人類和其他動物區分開來，在不斷的進化中，人類一次次躍升，直至站到了食物鏈的頂端。

營養革命：當人類站在食物鏈的頂端

> 表面看來，人類用智慧控制了自然界，站在了營養金字塔的頂端，但大自然固有的規律又會對人類產生反噬，在控制與反噬之中，建立新的規則，又形成新的動態平衡。

人類真的只是中等營養級嗎？

從本質上來看，食物鏈是營養的循環與傳遞。我們知道，食物鏈中的生物分為生產者、消費者、分解者，營養由以綠色植物為代表的生產者創造，在消費者之間流動，最終被分解者重新帶回大自然，完成一次輪迴。

在人類沒有出現之前，更準確的說法是在人類的智慧沒有發揮作用之前，人類是食物鏈中間的一環，人會捕捉獵物，也面臨著被吃掉的危險，並且後者的概率更大。整個生態系統依照"適者生存、優勝劣汰"的法則保持著動態平衡，營養的產出與消耗基本持平。

如果把人類個體放在純粹的自然環境中，人屬於中層消費者。如前文所說，人類這種動物狩獵意識低下，既缺乏捕獵器官，戰鬥力又遠低於同重量級的其他肉食性動物，而且免疫系統脆弱，很容易因感染細菌病毒而死亡。其實，在自然環境中，人類早已不適合自然競爭的規則，是被"優勝劣汰"法則所淘汰的對象。

從營養級角度來看，人類也不是處在食物鏈的頂端。營養級是指一個物種在食物網絡中的位置，以綠色植物為主的生產者處在第一營養級；而以植物為食的動物處在第二營養級，即食草動物營養級；第三營養級包括所有以食草動物為食的食肉動物，依此類推，有第四、第五營養級。對於營養級最通俗的說法是"大魚吃小魚，小魚吃蝦米，蝦米吃水草"，水草→蝦米→小魚→大魚，構成了一個清晰的營養金字塔。

一般來說，營養級的位置越高，數量和種類就會越少，這是因為從一個營養級向下一個營養級流動的能力大幅減少，只有 10%，即"十分之一定律"。植物對太陽能的利用率往往不到 1%，這 1% 的能量傳遞到第二營養級，只剩下 0.1%，到第三營養級生物時，生物機體只有 0.01% 的太陽能，自然"高處不勝寒"。

很多人會好奇，人類究竟屬於第幾營養級？人是雜食性動物，地上長的、天上飛的、草原跑的、水裡游的，人類都吃。自然界中的狼、野狗等動物處於第三營養級，人吃這麼多種食物，綜合起來，也只相當於狗和狼的地位，大概處在第三營養級。當然，對於素食主義者來說，這個營養級是高了，他們應該被歸為第二營養級。

一項針對全球 176 個國家 49 年的人類食物消耗統計分析給出了更為精確的數據。2009 年，全球的平均人類營養級大概只有 2.21，相當於陸地上的豬和水裡的鳳尾魚的營養級，差不多位於食物鏈的中下游。而頂級捕食者如禿鷲、獅子等兇猛動物的營養級高達 5.5。

戰鬥力弱、身體素質差的人類處在中等營養級，卻依然是自然界的頂級捕食者。我們處在食物鏈的頂端，消耗著自然界最多的資源，影響著整個地球的生態系統。這是因為，與其他動物僅僅求生存不同，人類要吃得豐富、住得舒服、穿得漂亮、玩得開心，綜合起來耗能巨大。

看得見的 "蝴蝶效應"

　　在科幻電影中，人類尚有無法戰勝的物種天敵，如克隆而來的恐龍、入侵地球的外星人、脫離控制的人工智能，然而，這些只是人類的假想敵，即便是這些假想敵，電影也是以人類的勝利作為結局。早在遙遠的公元前，人類掌握了冷兵器之後，物種上的天敵就已經很少了。肉身難以摧毀的鎧甲、人海戰術和協同機制，讓人類幾乎能夠碾壓所有的兇猛野獸。更不要說科技發達的今天，殺傷力極大的火藥炮彈令人不寒而慄，幾乎找不到人類無法戰勝的動物。

　　人類站在食物鏈的頂端，從採集社會向農業社會過渡，從農業社會向工業社會發展，建立了新的生態系統，其中以農田生態系統和城市生態系統最為典型。而這兩種生態系統，均以驅逐和控制其他物種為前提。人類從自己的訴求出發，對自然界的平衡發起了新的挑戰。

　　20 世紀 80 年代，美國動物學家羅伯特 · 潘恩（Robert T. Paine）提出了著名的 "營養級聯" 效應，他認為，食物鏈最頂端或高級捕食者造成的影響，不僅影響其下一級直接的獵物，還會影響與該捕食者關係更遠的營養級。比如《獅子王》中的食物鏈，獅子是草原高級捕食者，如果減少獅子的數量，草原羚羊、兔子等食草動物就會增加，相應地，草原植被數量就會減少。

當人類成為自然界的征服者和掌控者，便開始持續改變其他生物的營養級水平。密歇根州立大學的研究員進行過以分佈廣泛的海燕為對象的研究，經過對海燕幾千年覓食情況的對比，他們發現近三千年左右，海燕的食物來源保持穩定，但最近一百年左右的食源發生了很大的變化，海燕的營養級降低了。

這種明顯的改變，與人類的活動有很大的關係。人們的捕撈行為改變了魚群的活動區域和數量，海燕只能捕食規格更小的魚蝦，從而降低了自身的營養級別。

這只是其中一個例子。自然界中所有生物種群的動態變化，營養級的提高、降低或紊亂，或多或少都是由於人類的生存與發展造成的。還有更可怕的改變營養級的方式，如砍伐森林、大氣污染、污染物泄漏等破壞性行為甚至會直接導致物種的銳減和滅絕。

生態系統並非單向度的，人類雖然掌控了食物鏈，但也是生命世界的一分子，人類違反自然規律的行為也會遭受大自然的反噬。如過度的污染物流向農田和水域，會導致農作物減產，影響糧食安全，水體污染之後魚類產品的數量急劇下降，人類的食物來源也會減少。

正相關的干擾與反噬

營養革命不是一蹴而就的，它隨著人類文明的發展而變化，人類對大自然的統治因技術的提高而不斷加強。

人類處於採集社會時，對自然界的干擾度相對較低，生態系統保持了原始的平衡。然而到了農業社會，人類支配自然的能力大幅度提高。幼發拉底河和底格里斯河流域是農業文明的發源地，早在 1 萬年前，西亞人開始種植小麥；9000 年前，他們發明了灌溉系統；6000 年前，兩河流域開始使用畜力牽引播種莊稼。又過了幾千年，公元前 19 世紀中期，阿摩利人統一了兩河流域，建立了古巴比倫王國，兩河流域的文明達到鼎盛。正是這個王國，建造了世界八大奇跡之一 —— 巴比倫空中花園。

古巴比倫王國的滅亡表面上看是漢摩拉比死後，帝國瓦解、外族入侵所致，而本質上是由於自然環境不堪重負，生態惡化，糧食供應不足。這一時期，經濟發展、城市擴張、人口增加，導致對耕地和木材的需求加大，於是兩河流域的森林被大量砍伐，水土流失嚴重，農田淪為沙漠。糧食供應不足導致國家內亂，給周邊外族以可乘之機。

中國一直是典型的農業社會，我們現在可能無法想像，兩三千年前，內蒙古南部生長著茂密的松林，渭河流域森林鬱鬱，國土森林覆蓋率達 50% 以上。隨著華夏文明的崛起，人口不斷增多，村莊聚集為城市，農業文明在唐朝達到頂峰。代價是草原被開墾為農田，黃河流域兩側的森林被大面積砍伐，農田沙漠化，天災增多，生態環境惡化。

工業社會對自然的支配更是有恃無恐，而到了信息化的今天，地球上留下了更深刻的人類痕跡，目前，地球上已經很難找到沒有人類足跡的區域了。毫無疑問，食物鏈系統已無力通過自然調節控制人類的數量，相反，站在食物鏈頂端的人類正成為影響和改變地球的主導力量，也必然會對營養級產生重大影響。

人類營養的變遷

在人類漫長的進化史中，吃甚麼很重要。大家可能不會相信，像今天這種物質豐富、吃喝不愁的飲食狀況，只有 100 多年時間。在這之前，人類絕大多數時間都在為營養不良而發愁。

99% 的漁獵時代

如果從人類的原始祖先早期猿人算起，人類的出現有兩三百萬年的歷史，大概一萬年前，人類逐漸進入農業文明時期，之前在漫長的歷史長河裡，人類依靠狩獵捕魚和採集果蔬生活，相當於 99% 的時間都處在漁獵時代。

尤瓦爾・赫拉利（Yuval Noah Harari）在《人類簡史》中對狩獵採集有十分美好的想像：物質充足、工作輕鬆、生活悠閒，人們相處得其樂融融。物種起源學家哈倫（J. R. Harlan）也認為漁獵時代是迄今為止人類最成功、最持久、最適應的生活方式。

人類最早是聚集在非洲，那裡有豐富的物種和資源，果樹常年結果，芋、木薯、薯蕷（即山藥）等塊莖類植物一年四季隨處可以挖掘，為人類提供了充足的食物，不必貯藏備荒。據説，三株麵包樹所產可滿足一個人全年的食物需求。如果採集椰子，一個人勞動一個月即可滿足兩年的消費。塊莖類的食物採集效率更高，據人類學家拉·卡薩斯（La Casas）推測，在肥沃的地區，20 名婦女每天勞作 6 個小時，一個月的工作量就可以維持 300 人的糧食所需。

漁獵時代穩定富足的前提是人口數量很少、自然資源豐富，只有這樣才能保證人類獲得充足的營養。跟之後的農民和工人相比，採集者的營養結構更為均衡。骨骼化石的證據顯示，遠古採集者身體較高，體格健壯，説明他們很少遇到營養不良的問題。

採集者的平均壽命大概在三四十歲，表面上看低於農業社會和工業社會人類的平均壽命，根本原因其實是當時嬰幼兒夭折的情形普遍，拉低了壽命數值，只要能活過青壯年，長壽對漁獵時代的人類而言非常容易。

熱帶森林、雨林、草原的動植物的豐富程度超出我們的想像，由此推算，漁獵時代的食物也必定非常多樣，甜蜜多汁的水果、生長迅速的菌類、大小不一的動物、味道鮮美的魚類，以及各種野生蔬菜，交織在一起，組成了採集者的一日三餐。當然，由於不具備貯存意識，以及採集捕獵的不確定性，偶爾的飢餓在所難免，飢一頓飽一頓才是當時的常態。

多樣化的飲食提供了均衡健康的營養，輕鬆悠閒的生活方式保證了開朗明快的心理狀態，如果沒有大型兇猛動物的攻擊、無法避免的天災，無憂無慮的遠古人類是非常幸福的。

當然，人類歷史長河中這漫長的 99% 的時間，人類究竟是幸福還是不幸，我們只能憑藉他們留下的證據盡情想像。在物質豐富的表象下，也可能圍捕一頭獵物，是族群驚心動魄的冒險，族人必然有受傷和犧牲；嘗試果實和蔬菜，是以生命為代價的，植物中的毒素讓一個又一個人類祖先倒下；幼小的嬰兒和衰老的長者，是氏族逃亡中輕易就被拋棄的弱者，他們只能淪為其他動物的食物，生存就是這般殘酷。更不要說小部落之間的暴力紛爭，死於群毆絕非小概率事件。

隨著人口數量的增多，生存技能的積累，這樣的時代終究過去了，更為穩定的農業文明將人類帶入了新的時代，營養組成也隨之發生改變。

單調而脆弱的農耕文明

中國有一個很神奇的人物，叫神農氏，他被奉為諸多農作物的發現者，是農業的祖先。

《白虎通》裡這樣寫道："古之人民皆食禽獸肉，至於神農，人民眾多，禽獸不足，於是神農因天之時，分地之利，製耒耜，教民農作，使民宜之，故謂之神農也。"這段話透露了很多信息，一是神農是過渡時期的人物，之前是漁獵時代，人們以捕魚打獵採集為生；二是在漁獵時代後期，人口數量膨脹，人們面臨飢餓問題；三是禽獸的數量隨著捕獵技巧的增加，大幅度減少。根本上，農業文明的誕生是人口數量增多與食物不足之間的矛盾的結果。

據人類學家研究推斷，舊石器時代末期，也就是距今大概一萬多年前，地球的人口總數在 300 萬左右，中石器時代已增長到

1000 萬人，新石器時代則高達 5000 萬，自然生長的動物數量卻在不斷萎縮，這也就無法為人類提供足夠的蛋白質和脂肪了。

動物為甚麼會減少呢？一方面是不穩定的氣候，《冰河世紀》雖然是一部動畫片，逃亡的動物卻很能説明問題，隨著冰期的結束，很多適應寒冷氣候的動物如猛獁象、麝牛、披毛犀等因不適應環境變化而死亡，並最終滅絕，而且動物抵禦傳染病的能力很弱，一次瘟疫就可能導致一個區域動物的滅絕。另一方面，人類的狩獵水平不斷提高，尤其是學會用火和使用工具之後，人類對動物的圍捕更加卓有成效，從以捕獲小動物為主發展為圍獵大型動物，技術水平和合作能力提高導致漁獵效率大大提升，造成中型和大型動物數量的減少。

與此同時，人類在長期的採集漁獵過程中，逐漸積累了相當豐富的動植物的知識，“神農嚐百草，日遇七十二毒”是這一過程中人們認識植物的濃縮寫照。正如《人類簡史》中所述，“智人採集的可不只是食物和原物料，同時還有‘知識’”。他們逐漸了解了每種植物的生長特性，每種動物的生活習性，比如哪些植物更為美味、營養更豐富；哪些植物有毒，必須敬而遠之；哪些植物能夠治病；哪些動物晝伏夜出，哪些動物活動在哪片區域……長此以往，大自然的種種都有規律可循，這些規律凝結為可以利用的知識。

正是依靠這些知識，原始種植業和畜牧業成為可能，並快速發展，為人類提供了穩定的能量供給。分佈在世界各地的農業文明都有其特點，而“五穀六畜”作為農作物和家畜的代表具有一定的普遍性，這是人類對農作物和家畜長期選擇的結果，五穀和六畜也就逐漸成為日常食物的來源，一直延續了幾千年。即便是現代化的今天，追溯食物的本源，90% 的熱量仍然來自農業文明時期馴化的動植物。

農業和畜牧業的規模化優勢保證了能量供給的穩定，農作物按季節種植收割，家畜養殖也有一定的週期，良性運轉下，營養自足不成問題。但歷史記載的饑荒大量存在，營養不良也是普遍存在的現象，說明農業文明也有其弊端。

有選擇就有放棄，在農業文明形成過程中，植物和動物經過挑選後被馴化，為了規模化生產，只保留了少部分的物種，這意味著可供選擇的食物範圍更加集中，結果導致食物的組成相對比較單調。《詩經》是中國早期農耕文明留下的文字記錄，其中提到了一百多種植物，但可食用的只有二十餘種，其他大部分都退出了蔬菜名單，淪為野生植物。

當時，大部分農民都依賴單一作物作為主要熱量來源，比如在歐洲是馬鈴薯，在中國是小麥或稻米，在澳洲是燕麥，等等。單一就有可能導致匱乏，一些人體所需的礦物質、維生素就可能供給不足。

而且，農業文明自身有其脆弱性，乾旱、洪澇、地震、火災、蝗蟲災害等天災的發生讓農作物減產或絕收，就會導致饑荒。農業帶來人口的聚集，形成人口密度較大的村落和城鎮。在人口密集的情況下，一旦遭遇營養不良，人體的免疫力就會大大降低，無法抵抗洶湧而至的瘟疫，而一場瘟疫的流行甚至可能讓一個國家人口銳減。

工業時代：豐饒、精細與複雜

一個採集者一天的食物組成可能是這樣的：早晨吃幾根香蕉，

喝幾口清水，午餐是豐盛的烤肉、甜美的漿果，晚餐是烤魚、燒芋頭，他們每一天的食物隨意卻豐富，當然也伴隨著覓食不足導致的間歇性飢餓。而到了農業文明時期，一個農民的一日三餐大概是早晨煮粟米，中午蒸粟米，晚上粟米粥，輔以蔬菜或少量的肉食，一年四季，食物構成單調而貧乏，幾乎沒甚麼變化。

當然，這裡的一日三餐是按照現代生活進行的反推，在漁獵採集時代，人們大概是餓了就吃，飽食即止，沒有定時定點進餐的習慣。而農耕文明時期，就中國的情況而言，秦漢以前人們一天只吃兩頓飯，這是由於生產效率較低，農作物產量有限，即便是兩頓飯也因人而異，比如《墨子‧雜守》中記載，兵士每天吃兩頓飯，食量分五個等級。《論語》中寫道：“不時，不食”，意思是不應在進餐時間外吃東西，如若食用，便是失禮。漢代以後，一日兩餐變為三餐，漸漸有了早中晚三頓飯的概念。但在早期，早餐稱為寒具，只吃一些小食和點心。

生活在現代的人們因生活習慣不同，每一天的食物構成區別很大，但共同的特點是食物極其多樣，製作更為精細，加工程序相對複雜。以包括牛奶、麵包、雞蛋的西式早餐為例，一杯牛奶從牧場到餐桌，經過了奶牛→收集→消毒→分裝→銷售等流程，如果是發酵的酸奶或調味奶，加工過程就更複雜；而一塊麵包的加工過程涉及的食品添加劑多達 10 種甚至更多。

工業化意味著效率的提升，人類告別了農耕時期的看天吃飯，對大自然的資源最大程度地開發利用，化肥為土壤補充養料，灌溉保證了充足的水分，農藥消滅了農作物的天敵。生物工程被引入農業生產之後，莊稼收穫更多，家畜長得更肥，似乎一切都朝著欣欣向榮的方向發展。

大量生產又大量浪費是當代人生活的主要模式，也是工業文明社會的特點。

物質豐饒之後，人們不再擔憂溫飽問題，食物朝著如何更加美味的方向發展。加工方式和添加劑的應用讓食物變得多樣而複雜。超市的食品區，貨架上堆滿了琳琅滿目的各種食物，它們都是工業化的產物，從標準化生產到銷售，有著清晰而明確的流程。

無論是漁獵採集時代還是農業文明時期，食物相對而言都是粗糙的，自然會影響消化和吸收的效率。而工業文明帶來了技術革新，讓食物更為精細，比如米麵，精加工之後更白更細，再比如肉類，粉碎為肉糜，加工成腸類快餐，都更容易被消化吸收。總體來說，營養攝取變得更加便捷，一不小心就會超過身體的正常需求。

前文提到，有很長一段時期，古人一天只吃兩頓飯，當時食物構成單一，由此可以推測，這樣的飲食很難保證營養充足全面。現在，一個人從早晨醒來到晚上上床睡覺，可能的營養攝入包括：咖啡、早餐、午餐、下午茶、晚餐、夜宵以及零食，如果不加節制，很容易營養過剩。

相比漫長的人類歷史，以先進的西方國家為例，步入工業文明大概只有 100 多年的時間，而發展中國家的時間更短，只有幾十年，這些數字與 200 萬年相比只是個不起眼兒的零頭。

這短短的 100 多年，地球發生了天翻地覆的變化。但在一些偏遠的地區，仍有以採集為生的原始部落，在很多落後地區，農耕仍然處在以人畜力為主的初始階段。這些形式的存在，構成了我們複雜而平衡的世界，為我們提供了豐富的營養學研究樣本。

存在於基因內的高熱量誘惑

> 香噴噴的炸雞、油脂滿溢的烤肉、香脆酥嫩的漢堡、
> 鬆軟可口的蛋糕……只是單純的文字描述，已經讓人怦然
> 心動。其實，人們對高熱量食物的熱愛由來已久，這份熱
> 愛深深地根植於我們的基因裡。

當高熱量約等於活著

當我們走進餐廳，打開菜單，或者走進超市，眼睛在貨架上逡
巡，不自覺地，大腦便自動切換到採集模式：哪種食物更好吃，哪種
食物更有營養？其實，我們的大腦有著更接近本能的思考：哪種食
物的熱量更高？這種情形從漁獵採集時代的祖先尋找食物就已經開
始了，因為只有高熱量食物才能讓飽腹感更持久，也才能降低我們對
飢餓的恐懼。

雖然前文對採集漁獵時代有諸多美好的想像，但不能否認，當
時的人類太依賴自然而沒有建立起儲存食物的意識，飢一頓飽一頓
的情況特別常見，尤其是在青黃不接的過渡時期，祖先們可能會經常
捱餓。而高熱量的食物能夠迅速為身體補充能量，大腦便建立起高

熱量食物等於不被餓死的意識聯結，這是一種為求生存而自動生成的保護機制。經過百萬年的演化，這種意識烙在基因裡，使我們對高熱量食物難以抗拒。哪怕是到了現代社會，食物 24 小時供應，走兩步就有一家超市，裡面的商品琳琅滿目，作為人類的本能，對高熱量食物的渴望仍然被保留了下來。

再舉個簡單的例子，人類為甚麼會偏好甜食，普遍都有某種程度的"嗜甜癖"？這是因為天然的食物成熟以後大部分都很甜，凡是帶有這種甜味的食物猴子和猿類都很喜歡。所以在很多情況下，我們難逃"甜食"的誘惑，大量的食物只需要加入一些代糖劑便可以無比誘人，我們有"甜食店"，有"甜品"，卻很少在生活中看見"酸食店""苦食店"。對"甜食"的偏好某種程度上，也是人類基因誘發的對自身的補償。

上萬年的農業文明對人類這種偏愛甜食、高脂肪、高蛋白的心理意識進行了調整和強化，一直以來，人類的食物都是以碳水化合物為代表的農作物為主，以供熱較慢的蛋白質和熱量較高的脂肪類食物為輔，也可以簡單歸納為素食為主、肉食為輔。物以稀為貴，肉蛋類食物是只有逢年過節才可以吃到的奢侈品，一旦這些食物在眼前出現，腸胃開始歡慶節日，其作用相當於現代人得到了一部最新的蘋果手機，大腦瞬間分泌出帶來愉悅感和滿足感的多巴胺。

可以說，雖然已經身處物質發達的現代化社會，我們卻依然懷揣著一顆採集者的心，一個農民的胃。也就是說，我們人類身體的進化跟技術的進步脫節了，它依然停留在過去：只有努力覓食才有得吃，如果不一次吃個夠，下次吃飽不知道甚麼時候，說不定就會餓死。

　　一項研究表明，當我們感到飢餓的時候，大腦馬上會切換為生存模式：有得吃就盡量吃，高熱量食物多多益善！這個奇妙的應激反應表現在行動上，就是一個人在飢餓狀態下走進餐廳或超市，大腦會指引視線停留在高熱量食物上，並穩準狠地將其拿下。

　　為了確認這種觀點，康奈爾大學食物與品牌實驗室做了兩項實驗。他們對食物進行了分類，糖果、點心和紅肉為高熱量食物，水果、蔬菜、雞胸肉則被視為低熱量食物。第一項實驗有 68 名參與者，他們在不進食 5 個小時之後，一部分人被發放小餅乾充飢，在模擬商城購物時，那些沒有拿到餅乾的人更傾向挑選高熱量的食物。第二項研究是讓實驗參與者直接走進超市購物，這些人被隨機地安排在一天中最餓或最飽的時候去買東西，結果再次證明飢餓的人會選擇高熱量的食物。

大腦的獎賞機制及無意的自我欺騙

　　大腦的獎賞機制從不按常理出牌，它屈從於本能，而非理性思維判斷。

　　某種程度上，人類的潛意識比理性思考更清楚自己到底想要甚麼。反映到挑選食物上，人類天生偏愛高熱量食物 —— 我們的大腦當中存在一個特定區域，能夠準確判斷食物的熱量並做出反應。我們不自覺地被這種反應所驅使，哪怕大腦的理性判斷說 "不"。所以，即便理性告訴我們健康地 "吃草" 也是可以填飽肚子的，但是品嚐蛋糕、雪糕等誘人的主食及甜食會促進大腦分泌一種類似於 "止痛片"

的物質（阿片類物質），以緩解人們面對壓力時產生的焦慮及疼痛感。這些高脂肪、高熱量食品還會激發大腦中多巴胺的分泌，並促發腦幹中激素和神經遞質的大量釋放，產生身心愉悅的感覺。

阿片類物質是從阿片（罌粟）中提取的生物鹼及體內外的衍生物，與中樞特異性受體相互作用，能緩解疼痛，產生幸福感。

多巴胺獲稱"腦部信息傳遞者"，是一種腦部神經傳導物質，主要通過中腦—大腦皮質、中腦—邊緣葉的多巴胺通路積極參與精神和情緒活動，負責對大腦中興奮、愉悅等快感的傳遞。研究顯示，飲食可短暫刺激腦部多巴胺的分泌量。之前的研究發現，肥胖者與偏瘦者相比，體內多巴胺受體基因偏少。

此外，我們之所以會毫無壓力地選擇高熱量食物，與大腦的自我欺騙也有很大的關係。加拿大的一項最新研究顯示，人們在選擇食物時，大腦的特定活動區會對食物的熱量進行估算，本該理性思維發揮作用時，它卻開始作弊。

該實驗的主要研究者、加拿大蒙特利爾神經科學研究所科學家阿蘭·達格爾（Alain Dagher）認為，不能將肥胖單純地歸結為高熱量食物氾濫，身體機制應該承擔一部分責任。因為在攝入高熱量食物之前，人們會根據經驗估算這些食物能產生多少熱量。

該實驗選擇了 29 名健康的成年人，研究人員向他們展示了 50 種常見的食物圖片，比如漢堡包、薯條、炸魚、蛋糕等，要求參與者列出對每種食物的渴望程度，並對每種食物的熱量進行估算。結果顯示，人們十分一致地對高熱量食物情有獨鍾，十分有趣的是，人們的估算準確度相當離譜，往往會低估高熱量食物的卡路里，而高估低熱量食物的卡路里。

此外，研究人員通過功能性磁共振掃描記錄了參與人員觀看食物圖片時的大腦活動，發現腹內側前額葉皮層（ventromedial prefrontal cortex，VMPFC）異常活躍。這表明，該區域與人們對食物的反應及熱量估算有關。以往研究表明，該區域與人們對刺激價值做出評估、預測即時消費有關。

肥瘦基因的博弈

人類無法經受高熱量食物的誘惑，那該將這一切歸咎於人類不夠自律嗎？是，但又不完全是。確實，身體裡的基因在誘惑我們貯存更多的高熱量、高脂肪的食物，機體內相關基因的表達通過激素分泌等方式調節各個類酶促反應，控制著營養物質的代謝，從而控制著食慾。

基因就像是一台機器的控制中心，它操縱著你的行為，為你劃定行動的邊界，你永遠都跳不出它的指揮。人的生存有兩種模式，一種即所謂的寵物之路，就是完全被基因所掌控。另一條是抗爭之路，就是通過人的意志力來抵抗基因所帶來的誘惑。然而，在很多情況下，我們的意志力都是失敗者，但不要忘了，意志力也是基因賦予我們的，所以說，抗爭之路的失敗其實也是基因決定的。也就是說我們所做的一切——對"高熱量"的渴望乃至對這種渴望的抑制都受著基因的控制，這真是神奇的基因魔咒。

在 2015 年洛杉磯的一個學術會議上，倫敦帝國學院的研究人員介紹了他們的一項研究成果，稱他們發現了一對基因突變能夠影響腦部對高脂及含糖食物的獎賞效應。新發現的這兩個基因突變位於

FTO 基因和 DRD2 基因[①] 附近，FTO 基因也稱肥胖基因，是一種與肥胖高度相關的基因。FTO 基因可使人在飯後仍保持飢餓感，增加本來就令人垂涎的高熱量食物對人的誘惑力，從而促使人吃得更多，變得更胖。

FTO 基因有兩種變體，分別是 A 和 T。其中，AA 型的人比

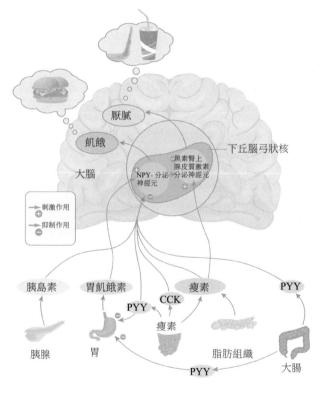

圖 1-2　食慾的調節

---

① DRD2 基因是一種能使人產生酗酒問題的基因，攜帶它的人通常喜歡與同樣有這一基因的人成為朋友。——編者注

TT 型的人肥胖的概率高 70%，而 AT 型的人肥胖概率是 30%。研究發現，半數歐洲白人都有這種基因，或許可以説，歐美人是天生的易胖體質。無論是體內攜帶幾個 FTO 基因變異副本，父母雙方都有可能遺傳給下一代。據統計，擁有這種基因變異副本的人不但吃的比無變異副本的人多，平均體重也多 3 千克。我們現在將 AA 型攜帶者歸為高肥胖風險群，以方便講述。

2013 年，一期《臨床研究期刊》刊載的一份研究指出驚人的真相，就算你吃飽了，FTO 基因變異副本也會讓你更想吃東西，尤其是高熱量食物。他們研究發現，FTO 基因的過度表達會改變胃飢餓素微 RNA[①] 的化學構成 —— 該信使核糖核酸是胃飢餓素蛋白生成所必需的模板，從而導致胃飢餓素水平增高，並改變大腦對胃飢餓素的反應方式和食物的印象，導致肥胖者"胃口大開"。

胃飢餓素是胃部細胞釋放的一種激素，會刺激人的食慾，通常情況下，胃飢餓素水平會在餐前升高，餐後降低。FTO 所進行的特定變化則都是為了維持人體系統中的高胃飢餓素和飢餓刺激激素。換句話説，如果體內不含這種 FTO 蛋白質，那麼當他吃完食物之後，其胃飢餓素就會下降；倘若體內含有 FTO 蛋白質，不論其是否吃過飯，他的胃飢餓素都不會出現下降的情況，這會導致他一直處於飢餓的狀態。

即使在用過餐後，具有高肥胖風險的人群的腦部反應也與其他人不同，特別是大腦的獎賞區域 —— 被認為是負責酒精和毒品的反

---

① 微 RNA（micro RNA）是真核生物中廣泛存在的一種長約 21 到 23 個核苷酸的 RNA 分子，可調節其他基因的表達。 —— 編者注

應區域，及下視丘 —— 大腦中控制食慾的一個無意識區域，這也是肥胖高風險人群看著高熱量食物的圖片覺得"親切"的實驗證據。

FTO 還會影響轉錄微 RNA 的過程，這樣微 RNA 影響了胃飢餓素的生成。根據這項實驗結果，你也許會問："未來可以研發控制促食激素的藥劑嗎？"事實上，還有其他因素要考慮，比方說腸道會釋放出另一種"吃飽了，停止進食"的激素，因此不能只管控促食激素。而且相關研究還指出，抑制胃飢餓素會有一個不良後果 —— 它讓這些肥胖人士更傾向於食用高脂肪含量的食物。

另外，還有一種名為"ARIA"的基因與肥胖有關，該基因具有妨礙脂肪燃燒的功能，若抑制該基因表達，即使攝入高脂肪食物，也不容易變胖。

相對應地，人體內的 OB 基因是控制食慾、抑制肥胖的基因，它可以表達出瘦蛋白（Leptin，又稱瘦素）。瘦蛋白，就像聽起來的那樣，可以通過與受體結合，合成一種誘發下丘腦神經細胞 POMC 的基因表達，該基因的編碼產物再通過與受體結合，產生抑制食慾的生理效應。當身體脂肪含量增加時，瘦素合成分泌增多；身體脂肪含量減少，瘦素合成分泌下降。通過瘦素介導的食慾調節，人的體重在正常生理條件下可穩定在一定的範圍內，當任何相關基因發生突變而導致反饋過程被打破時，人就表現為嗜食和肥胖。

這邊是豐盛到產生選擇恐懼症的美味大餐，那邊是尚未跟上節奏容易犯錯的身體；這邊是本能在召喚，而那邊理性的判斷在作弊；這邊的肥胖基因要表達自我，那邊的瘦素在哀求不要多吃……我們人類等於要在上萬個傾斜裡尋找平衡，因為只有維繫動態的平衡，從個體到人類群體才會一代一代生生不息。

豐饒之後，開始失衡

傳統的"不患寡而患不均，不患貧而患不安"是不準確的說法，其實，寡和貧都是社會不穩定的主要因素。如今，世界步入富足時代，新的問題卻出現了，面對豐饒的食物，我們迷失且失控了……

告別漫長的飢餓史

2012年，電影《1942》上映的時候，不少年輕人質疑電影的真實性。確實，對於不曾捱過餓的80後、90後來說，那是一段過於遙遠的歷史。電影中，飢餓無處不在，死亡無處不在，3000萬個生命輾轉在貧瘠的土地上，炮火、寒冷、飢餓交織在一起，是濃得化不開的絕望。

《1942》是中國幾千年飢餓史的縮影，稍微翻一下史料，"大饑""人相食""民存者百無一二"等字眼頻繁出現在史書中。飢餓是社會不穩定因素，也是革命、戰亂、朝代更迭的誘因。貧寒交加的人們太渴望天下太平、國富民強，不再捱餓是樸素而深切的訴求。縱觀五千年的華夏文明史，只要老百姓的日子勉強能維持下去，社會就相對平穩。隱忍漸漸成為國民性的一部分，而隱忍換一種説法，應該是忍受飢餓的能力。

農耕文明確實非常脆弱，營養不良和飢餓是非常普遍的現象，因為在儲備和救濟體系不成熟的前提下，一個村莊、一座城池根本無法抵抗任何天災人禍。一場暴雨、一季乾旱都能讓莊稼絕收，沒有糧食，就只有捱餓的份兒。

飢餓是農業時代的恆久問題，也是世界性的問題，歐洲也不例外。《未來簡史》中這樣寫道："法國各地都出現了類似的景象。由於前兩年年景不佳，整個王國嚴重歉收，到了 1694 年春天，糧倉已經完全見底。有錢人設法囤積糧食，以天價出售，而窮人則是大批餓死。1692 年至 1694 年，法國約有 280 萬人餓死，約佔總人口的 15%；而與此同時，太陽王路易十四仍在凡爾賽宮荒淫無度。第二年（1695 年），饑荒襲擊愛沙尼亞，導致該國人口損失達五分之一。1696 年，饑荒在芬蘭肆虐，餓死了四分之一到三分之一的人口。1695 年至 1698 年，蘇格蘭也遭受了嚴重的饑荒，部分地區餓死了高達 20% 的居民。"書中描述的這段歷史，距今不過 300 餘年，並不遙遠。

全球飢餓指數（GHI）是由國際糧食政策研究所（International Food Policy Research Institute，IFPRI）制定並發佈的用於描述一個國家飢餓狀態的綜合指數，反映當年發展中國家相對於總人口的營養不足率、未滿 5 歲兒童的低體重率、死亡率等方面的情況。飢餓指數越高，説明飢餓情況越糟糕，這個國家捱餓的人就越多。IFPRI 將飢餓指數 10 以上歸類為"嚴重"（serious）、20 以上為"不安"（alarming）、30 以上為"極其不安"（extremely alarming）等。

如果放在 100 年前，估計世界上絕大多數國家的指數都會超過 30。

感謝科學的進步，也感謝政治文明的進步，人類世界在一百多年內完成了從飢餓向富足的飛躍，大自然從來沒有遇到過如此快速的改變。灌溉、化肥、機械化、生物革命……農業生產提高的不僅是效率，還有作物的產量，以及生產方式。人類的食物越來越多，而且沒有季節性的限制，可以說，人們如今的物質消費極度豐饒。

當然，不可否認，一些國家仍處在戰亂中，戰火之下，百姓流離失所；一些地區，人們依然靠人畜生產，糧食的畝產量還是很低。但前者是政治因素導致的飢餓，後者是技術壁壘決定的不足，而且這樣的地區也在慢慢減少。

報復性饕餮

當你工作一天、忙到沒時間吃飯、飢腸轆轆的時候，最大的念頭是甚麼？絕大多數人估計都是大吃一頓，彷彿不如此不足以平復身心的疲憊。而對整個人類而言，從漫長的飢餓史中跋涉出來，大吃一頓的願望更是迫切，也更符合動物天性的選擇，不同的是，我們不是要大吃一頓，而是要不停地吃，把大吃二喝變成了日常行為。

1700 多年前，晉惠帝聽到百姓在挨餓，說了一句特別出名的話："何不食肉糜？"晉惠帝很傻很天真，既然沒飯吃，幹啥不吃肉呢？到了今天，這句話終於成為現實。我們完成了對食物的終極幻想 —— 無節制地吃肉，餐桌被越來越多的肉食所佔據。

在食物已經非常充足，不必擔心沒有肉吃的今天，逢年過節囤積肉食依然十分普遍，過年的時候，雞鴨魚肉輪番登場，彷彿不如此就無法傳達節日的喜慶，不如此似乎日子就過得有點兒寒酸，自己受委屈，鄰居也會說閒話，簡而言之，就是不符合過節的主流價值觀。

這些年，有一個詞叫"節後綜合徵"，其特點是節後的一段時間，人們表現出工作效率低下、提不起精神，並出現不明原因的噁心、暈眩、焦慮、神經性厭食。其中很大一部分原因是節假日期間暴飲暴食、胡吃海塞所致。日常飲食規律一旦被打亂，腸胃負擔過重，就會導致便秘、長痘、精神萎靡等後果。"每逢佳節胖三斤，節後一週沒精神"，是大部分人節後的真實寫照。原本應該好好休息、放鬆心情的假期反而成了身體不能承受之重，偏離了節假日的應有之義。

此外，吃一直以來還是一種被廣泛認可的社交方式。尤其是中國人，婚喪嫁娶、約會、談生意、聚會等，吃都是一項重要的內容，吃不好主人會被苛責，甚至直接影響事情的結果。吃得好的標準是甚麼呢？以中國人約定俗成的宴請觀念，一是豐富，二是超量，桌子上盤子擺得滿滿當當、飯菜堆得幾乎外溢才罷休，反之則會被認為小氣、摳門。餐飲上的浪費現象在中國非常普遍，據統計，中國人在餐桌上浪費的糧食一年高達 2000 億元，被倒掉的食物相當於2 億多人一年的口糧。

天育物有時，地生財有限，食物來之不易，地球的資源有限，而這種饕餮式的消耗方式，不但會造成資源的浪費，也會影響環境。食物垃圾在焚燒、填埋過程中產生大量的二氧化碳、甲烷，污染環境在所難免。

從長遠看，改變消費方式，減少食物浪費，是一項艱巨的挑戰，不但需要個體改變飲食消費觀念，也需要政府在政策和制度上進行相應調整。

在關於抵制食物浪費這一點上，德國的做法特別值得學習。從幼兒園開始，德國政府就對孩子進行節儉就餐教育，老師按需分配食物，一次不會太多，按需添加。在家裡，孩子們如果浪費食物，也會遭到批評，並被處罰勞動。此外，德國還是處罰餐廳浪費最嚴厲的國家。一旦有人舉報浪費，工作人員就會立即趕到，按規定罰款。一些新聞就曾報道中國遊客在德國就餐被罰款。在德國就餐，幾乎沒有包間，所以就算是政府的總理、部長，也是在大庭廣眾下用餐，透明公開的就餐環境在一定程度上讓浪費成為不可能。

失控的超重

作為在食物鏈中傲視眾生的最成功的物種，人類的數量越來越多，從熱帶擴散到了世界各地。技術上，人類有能力獲取足量的食物維持生存。但在漁獵採集時代的早期，我們並沒有毫無節制地進食。動物也一樣，獅子不會吃掉一頭羚羊把自己撐死，老虎也不會胡亂狂吃把自己吃成胖子。熊以體型臃腫著稱，那是因為要進行漫長的冬眠。適者生存，動物之所以要維持矯健的身材，是為了更快地奔跑，保持高強度的捕獵和逃亡，保持身材意味著具有較高的生存能力。

超重和肥胖其實是近 30 年才逐漸凸顯的社會問題，其根本原因是攝入的熱量與消耗的熱量之間嚴重失衡。就全球範圍而言，富含脂肪的高能量食品攝入持續增加，而同時，越來越多的工作被機器取代，人們坐在沙發和椅子上的時間越來越長，交通方式的改變及城市化的加劇讓人類的體力活動銳減。

總體而言，這是一個胖子越來越多的世界，2014 年，全世界約 13% 的成人肥胖，18 歲以上的成人有 39% 超重。全球肥胖流行率在 1980 年到 2014 年之間翻了一番。相較之下，2014 年，營養不足的人數只有 8.5 億。令人擔憂的是，超重和肥胖人口的數量在不斷膨脹，預計到 2030 年，人類半數人口都會超重。

大家向來認為超重和肥胖是高收入發達國家的問題，其實不然，隨著經濟結構的變化，低收入和中等收入國家的肥胖問題呈上升趨勢，尤其是在城市中這一情況更為嚴重。在非洲，兒童超重的人數從 1990 年到 2014 年幾乎翻了一番，從 540 萬增加到 1030 萬。2014 年，5 歲以下超重和肥胖的兒童有一半生活在亞洲。

至於為甚麼會出現這種狀況，觀察一下亞洲近幾十年的生活方式就可以理解了。低收入和中等收入國家的兒童暴露在高熱量、高糖、高脂肪的食品環境中，這些食品往往更為廉價，但營養價值卻更低。飲食模式的不健康，伴隨著低水平的運動活動，導致兒童肥胖人數的急劇上升。

如果只是肥胖

其實，不用看具體的數據，環顧一下周圍就知道現在肥胖有多普遍。很多胖子會由衷感歎，我如果生在唐朝就好了！唐朝以胖為美。需要澄清的事實是，唐朝之胖，非現代人之胖，唐朝的審美崇尚的是健碩之美、富態之美，而非臃腫之肥、病態之胖。

縱觀留存下來的唐朝雕塑或圖畫，雖然工藝有別，年齡有差，但大多數女性都腰肢渾圓、面如滿月、豐頰秀眉。唐朝皇族本身就是漢胡通婚而來，在審美上深受習慣騎射的胡人的影響，即便到了今天，北方遊牧民族無論男女，大多數依然是膀大腰圓，體格強健。此外，隋唐之前是南北朝漫長的戰亂期，老百姓流離失所，經常捱餓。餓肚子久了，自然會嚮往豐衣足食的生活，而胖無疑是好日子的象徵，看到體形富態之人，不免心生豔羨，覺得豐腴才是美的、可愛的。

　　當然，到了今天，反正我們也不需要用矯健的身體去捕殺獵物、躲避危險，而且胖反映出了生活的富足豐饒，胖一點兒，有問題嗎？

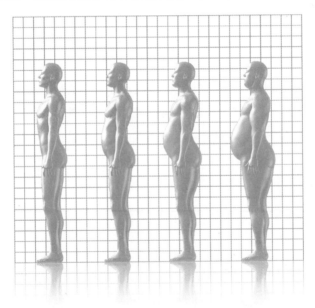

標準	略胖	肥胖	病態肥胖
理想體重 ±10%	＞理想體重 10%	＞理想體重 20%	＞理想體重 45 公斤

圖 1-3　標準體重與肥胖度的判定

如果胖真的只是決定了審美的高下，胖一點確實不是大問題，頂多穿衣服沒那麼好看。

只是，胖從來不是單純的審美問題，它是身體狀況的綜合呈現。正常情況下，人類的脂肪水平維持在一定的水準，即在標準體脂率附近波動。健康而穩定的脂肪細胞，能夠控制我們的食慾，調節我們的代謝，讓身體處在健康狀態。而當我們吃個不停，脂肪細胞不斷擴張，那一定會讓身體失衡。

肥胖的身體，超常的運作，會帶來更多的自由基。眾所周知，自由基是不穩定的基礎，累積到一定數量，炎症、代謝紊亂、免疫力低下、疾病、衰老……接踵而至。

在肥胖導致的各種問題裡，慢性炎症尤其值得關注。在看不見的地方，身體一點點損耗、崩盤，最終引發各種慢性病，甚至是癌症。

肥胖還會帶來一種特別奇特的現象 —— 男人變得女性化，女性容易生病。這是因為脂肪細胞會分泌芳香酶，這種物質能夠將睪酮轉化為雌激素，結果，男性擁有了鬆軟的胸部、柔媚的嗓音。為甚麼胖子看起來慈眉善目？是因為他們更像女人了呀！過多的雌激素對女性同樣有害，因為女性身體裡也有雄性激素睪酮，肥胖會導致睪酮轉化為雌激素，而過多的雌激素會誘發乳腺癌、子宮癌等對雌激素敏感的癌症。

對成人來説，肥胖是一場災難，對兒童來説，肥胖的危害更大。兒童期肥胖讓早逝和殘疾的概率增大，未來患病風險增高。此外，肥胖兒童還面臨著呼吸困難、骨折風險高等問題，甚至一些嚴重肥胖的兒童出現了高血壓、心血管疾病的早期徵兆。

平衡，從節制開始

　　電影裡面說"喜歡是放縱，愛是節制"，我們對待身體的態度同樣遵循這一原則，放縱或許會帶來一時的歡愉，而節制才能產生長久的幸福。

物慾橫流的時代

　　2016 年，BBC（英國廣播公司）製作了 8 集紀錄片——《無節制消費的元兇》，探討當下世界物慾橫流、購買慾極度膨脹的始作俑者。我們為甚麼會買買買？竟然不是因為廣告和市場推廣的推波助瀾，而是製造商首先改變了產品，然後再改變作為消費者的我們，這是一套層層遞進的陰謀。

　　長久以來，製造商在消費者的大腦中植入"升級"的概念，從而讓無限消費成為現實。這相當於發生在生活中的"升級打怪"模式，我們無法成為傳說中的英雄，卻能通過購買商品達到心理上的滿足。蘋果手機是最直觀的例子，從蘋果一代到現在的八代，乃至以後的九代十代，產品不斷升級，功能更多，屏幕更大，更易操作。如果你不購買最新款的蘋果手機，就意味著被潮流拋棄，等同於在進化之路上停滯，沒有誰願意止步不前，買就成為一種必然。

"升級"的概念只是消費策略的一種，甚至不是最重要的一種。能帶來最大現金流的卻是來自我們心中的恐懼。製造商通過挖掘消費者內心深處的恐懼，發現了一個對健康和安全有巨大需求的市場。為甚麼那麼多中國人選擇海外購，正是這種心理的真實體現，尤其是奶粉、食品、保健品、護膚品等與健康直接相關的商品，這並非完全因為歐美日韓等國有更嚴苛的生產標準、更優質的產品，而是國內不安全事件頻發導致的信任喪失，加劇了人們內心的恐懼，所以才轉向了自以為安全的地帶。

反觀我們對食物的態度，其實同樣經歷著類似的心路歷程：升級是表層的心理契機，恐懼是更不易覺察的本能。一個人從出生之後，就被不斷灌輸應該過更好的生活，更好是指脫離現有階層，躍居更高一級的階層，意味著吃更好的食物，住更大的房子，這種升級的觀念幾乎是每個年輕人奮鬥的緣起。我們之所以要升級，更本能的動力其實是恐懼 —— 對貧困、飢餓、疾病、死亡的深切懼怕，當階層升高一級，似乎便離這些可怕的字眼遠了一步。

無節制的消費，無限的升級，漸漸變成不易覺察的集體無意識。今天，所有廣告的指向都是：解放天性、滿足慾望，放縱不再是一種被指責的負面行為，而是被歌頌的對象。這種享受人生的觀點認為：既然人生只有一次，何不瀟灑走一回？我們應該住更豪華的房子，穿更漂亮的衣服，吃更美味的食物，追求更浪漫的愛情。而所有種種，其實超過了身心所需，加劇了資源和環境的負擔。

BBC 之所以製作這樣一系列的紀錄片，目的是提醒並質問我們：我們真的需要那些東西嗎？消費主義橫行非常可怕，因為地球的資源畢竟有限，無節制的消費終將讓我們唯一的寄身之所提早報廢。

逆流而上的"斷捨離"

在這個物慾橫流的時代，有一小群人卻逆流而行，奉行一種"斷捨離""不持有"的生活方式。2016 年，有一部短小精美的日劇，叫《我的房間空無一物》，這樣一部講怎樣"扔東西"的作品，其實是日本人極簡美學的再現。所謂極簡，是指不做物質的奴隸，把個體所需的物品和數量都降到最低範圍，功能相似的只此一件，長久不用的丟棄捐贈，只取所需，生活樸素。

孔子的弟子顏回其實是極簡生活方式的鼻祖，孔子誇這個徒弟，"一簞食，一瓢飲，在陋巷，人不堪其憂，回也不改其樂。賢哉回也"。精神的富足抵消了生活的簡陋，所以顏回是快樂的，是師父眼中的賢者。中國還有句老話：家財萬貫，日食不過三餐；廣廈萬間，夜眠僅需六尺，同樣是這個意思，周身的物質再豐富，我們身體所需其實是有限的。

只是，我們大多數人都是物質的奴隸，用無意識的買買買、吃吃吃來化解不開心，消化各種壓力，用現代娛樂方式來打發無聊，消遣寂寞。結果呢，買買買帶來的是家裡成堆的衣服、物品，在存放、清洗、保養上帶來負擔。吃吃吃的後果更嚴重，身體堆積過多的脂肪和毒素，讓我們處在慵懶、貪睡、亞健康的狀態。至於現代化的娛樂方式，人手一機，手機不離手，有太多人已經與電子產品結為連體嬰，這些無用的信息除了佔據我們寶貴的時間，還帶來了垃圾情緒和負面思想，增加了身體的負能量。

斷捨離原本是佛教的智慧，更多強調的是放下思想上的負累，今天再談斷捨離，其實是重新拿回駕馭生活的主導權，這種"捨"既是精神的，又是物質的。

試想在經歷決然的丟棄之後，不經意間又在櫥窗裡看見了令人心動的衣物，抵不住誘惑再次入手，這件明知無用又給你帶來麻煩的東西，其實依然沒有扔掉。所以，斷捨離不僅僅是物質上的割捨，更是精神上徹底的揚棄。

如果你的身邊總是堆滿雜物，並且被這些雜物吞噬變得煩躁不安；如果你身上的贅肉越來越多，身體變得不再有活力；如果你每日看了海量的信息卻依然感到空虛，你就要開始考慮斷捨離的生活哲學了。人生不只有放縱，更應該節制，斷捨離體現的就是節制的力量。

營養革命：間歇式輕斷食

生命需要節制，體現到日常飲食上，則是控制對食物的慾望，不時給身體放個短假，讓疲勞運轉的器官休養生息。如今，間歇式輕斷食是十分流行的飲食方式，BBC 甚至推出了一部紀錄片，叫《進食、斷食與長壽》。

間歇式斷食並非一個新概念，道家養生學中的辟穀 —— 不食五穀，以及伊斯蘭教中的"齋月"，都是間歇式斷食，只是辟穀的禁食時間較長，走向了另一個極端。在 18 世紀的歐洲，禁食療法作為醫生的治療手段也經常被運用到實際治療中。

辟穀的歷史最為久遠，且源遠流長，先秦已有記載，如莊子的《逍遙遊》："藐姑射之山，有神人居焉。肌膚若冰雪，綽約若處子，不食五穀，吸風飲露，乘雲氣，御飛龍，而遊乎四海之外。"魏晉南北朝至唐朝，隨著仙道文化的蔓延，辟穀特別流行。辟穀已超越了日常養生需求而上升至修仙的途徑。直到今天，各種辟穀養生班依然盛行，很多有錢有閒想要健康的人士對此趨之若鶩。辟穀考驗人體的極限，除了飲水，動輒十天半月地斷食多少有些聳人聽聞。

　　從科學的角度來講，長時間斷食是不健康甚至是很危險的。人是恆溫動物，即便一動不動，維持體溫和正常的代謝仍然需要消耗能量，即基礎代謝量。斷食一天，身體貯存的葡萄糖基本耗盡，人體就開始將其他能源物質轉化為糖類，以供給血液和腦組織。首先燃燒脂肪來產生能量，斷食時間超過兩天，機體開始分解蛋白質，也就是我們的肌肉。

　　然而，就像汽油、柴油一樣，脂肪並非"清潔能源"，消耗過程中會產生一些酸性物質，這些物質進入血液和尿液，體內的 pH 值就會有波動。此外，當脂肪燃燒也無法滿足生命所需時，人體不得不大量分解蛋白質供能。蛋白質是生命的功能單位，消耗過度，可能會引起器官衰竭，情況就會非常危險。

　　而間歇式輕斷食不同，是指一段時間內不進食，其他時間則正常飲食的方式，一段時間一般是 8~24 個小時。還有一種間歇式輕斷食是在相對較長的時間裡，一般一週左右的時間，保持低熱量攝入。這兩種方式都比較緩和，不會給人體帶來危害，反而會減輕體重，調整人體代謝，清除人體毒素，增強人體免疫力，讓我們變得更健康。

　　關於間歇式斷食能夠減輕體重的實例很多，神奇的是，與一般的節食減肥容易反彈不同，研究表明，間歇式輕斷食減輕體重後，反彈率很低。也就是說，你可以慶祝自己減肥真正成功了。更令人振奮的是，間歇式輕斷食能夠促進人體免疫系統的修復和重建。美國一項針對小白鼠為期 6 個月的研究中，科學家發現，週期性禁食 2~4 天，會促進小白鼠體內幹細胞再生新的白細胞，重建了小白鼠的免疫系統。另外該研究也表明，癌症患者在化療前禁食 3 天，能夠減輕化療的副作用。

表面上看，間歇式輕斷食似乎是打破了我們營養的平衡，而事實上呢，是我們身體內部已經失衡，輕斷食是以非"常規"的方式，給身體帶來挑戰，讓失衡的身體重新找回平衡。

細胞自噬：節制的本源

2016 年，諾貝爾生理學或醫學獎頒給了日本科學家大隅良典，以獎勵他在闡明細胞自噬的分子機制和生理功能上的開拓性研究。細胞自噬機制之所以如此重要，是因為該研究揭示了生命節制的本源。

細胞自噬（cell autophagy）一詞來源於希臘單詞 auto，以及 phagein，意思是"吃掉自己"。早在 20 世紀 60 年代，便出現了這一概念。研究人員發現細胞能夠通過溶酶體消滅自身內部物質，只是針對這一過程的研究開展非常困難。從 20 世紀 90 年代開始，日本科學家大隅良典通過酵母菌細胞找到了自噬的關鍵基因，發現這一複雜的過程同樣存在於人體細胞中。大隅良典這一發現顛覆了我們舊有的對於細胞物質循環的觀念，開啟了細胞自噬作用在許多生理過程中的重要角色的新篇章。

　　甚麼是細胞自噬呢？簡單說來，是指細胞在缺乏營養和能量供應時，面臨生存壓力，會通過降解自身非必需成分來提供營養和能量。在自噬的同時會降解細胞內的有害物質和毒素，來阻止細胞損傷。可以說，這是細胞不得已而為之的應激反應，相當於拆解零部件快速提供能量應急。

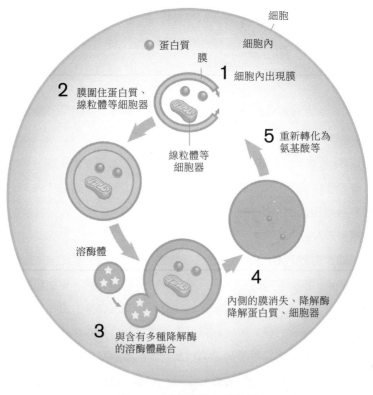

圖 1-4　動物細胞自噬機制

自噬是細胞至關重要的機制，控制著許多重要的生理功能，涉及細胞部件的降解和回收利用。在細胞面對飢餓和諸如感染等其他種類的應激時，自噬發揮著不可或缺的作用。細胞能夠利用這一機制消滅受損的蛋白質和細胞器，相當於細胞自行自檢，對於抵抗疾病和衰老具有重大意義。

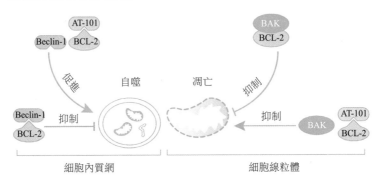

圖 1-5　細胞自噬

　　細胞自噬隨著年齡的增長會減弱，工作效率大打折扣，導致有害物質大量積累，最終引發疾病和死亡。為甚麼隨著年齡的增長許多疾病的發生概率會升高，這與自噬作用的效率呈負相關。美國阿爾伯特·愛因斯坦醫學院（Albert Einstein College of Medicine）的安·瑪麗亞·庫爾沃（Ann Maria Cuervo）認為，包括自噬作用在內的細胞系統，都會隨著年齡的增長而逐步喪失功能，尤其是負責清除異常蛋白及細胞器的系統。如果自噬效率降低是導致年老體衰的因素之一，那就能解釋為甚麼控制熱量的攝入可以延長人的壽命了。因為限制了能量的供給，細胞會啟動自噬機制，也就提高了自噬作用的效率。而且最新的研究顯示，如果能夠阻止自噬作用的效率降低，實驗動物體內就不會有受損蛋白或細胞器的積累。

細胞自噬與糖尿病也有緊密的聯繫。研究表明，自噬速率與胰島素水平和游離氨基酸濃度互相影響。在正常的飲食模式下，深夜兩點至早餐前這一段時間，人體血糖處於低水平，胰島素和游離氨基酸水平也處於一天的低波段，此時，細胞自噬的速率達到峰值。

適度的斷食或控制食量，可以降低餐後氨基酸、胰島素水平，也就能夠提高自噬能力，相應地，對於延緩衰老、預防疾病具有積極的作用。

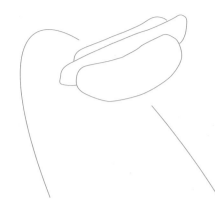

第 二 章　　　營養：生命的基礎

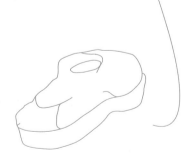

對人類而言，
黃金不是最重要的財富，
唯有健康才是一切。

生命的七大營養元素

> 食物如同一座迷宮，由外向內看，只能看到它的輪廓，只有走進去，才能領略食物王國的豐富多彩。

機體通過食物攝取獲得營養素，再加工成酶和激素等物質參與新陳代謝。其中有一部分可以自身合成，即在體內由其他食物成分

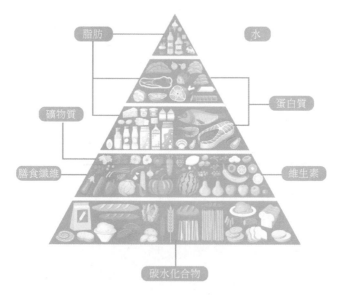

圖 2-1 現代人的每日飲食分佈

轉換生成，可以不從食物中直接獲得，稱為"非必需營養素"，它們對於提高機體免疫力、延緩衰老，預防腫瘤、心血管疾病、糖尿病等慢性病有著十分重要的作用；而那些不能在體內合成，必須從食物中獲得的營養素則被稱為"必需營養素"，最主要的也是為大家熟知的 7 種營養素。

這 7 種營養素包括蛋白質、脂肪、碳水化合物、水、礦物質、維生素和膳食纖維。蛋白質、脂肪和碳水化合物在食品中存在的比例較大，而且人體對這些營養素的需求量要遠遠大於其他的營養素，因此被稱為宏量營養素或常量營養素。而維生素和礦物質在平衡膳食中僅需少量，故稱為微量營養素。礦物質中又分常量元素和微量元素，常量元素在人體內含量相對較多，微量元素在人體內含量很少。

宏量營養素與人體健康

碳水化合物是維持人體正常工作運轉的宏量營養素之一。它幾乎存在於所有的食物當中，你可以通過補充馬鈴薯、穀物、麵包等食品來攝入碳水化合物。除此之外，水果、蔬菜、牛奶、酸奶、豆類、堅果和植物種子也是非常優質的碳水化合物來源。

我們人類的大腦、心臟、腎臟乃至肌肉都需要碳水化合物才能夠確保它們時刻處於高效工作的狀態。碳水化合物在三大宏量營養素中的需求量是最大的，一般來説，我們每日攝入熱量的45%~60% 都應該通過碳水化合物來獲得。

"蛋白質是構成生命體的鋼筋水泥" —— 千真萬確，蛋白質是我們細胞的基石，也是我們身體塑形的基礎。蛋白質還是各種組織生長和修復的前提，蛋白質分解為氨基酸，可以幫助我們的肌肉和細胞生長。蛋白質也是重要的能量來源，我們每日攝入熱量的 10%~35% 是通過蛋白質來補充的。

氨基酸是組成蛋白質的基本單位，氨基酸一共有 20 種，其中有 8 種被認為是人體必需的氨基酸，因為它們無法通過人體自身合成，只能通過飲食來補充。我們必須通過補充高蛋白的餐食來保證健康。高蛋白的食物來源包括魚肉、雞肉、牛肉、堅果、牛奶、雞蛋等動物蛋白，當然也可以選擇豆腐這類食物來補充植物蛋白。

大肆鼓吹脂肪無用論的時代已經過去了，但是很多對脂肪不是很了解的人依然談之色變。事實上，我們的生命系統需要依靠脂肪才能夠存活下來。脂肪不但能夠為身體提供熱能，以維持生命體的正常運轉，而且脂肪中的磷脂和膽固醇是人體細胞的主要成分，在腦細胞和神經細胞中含量最多。你可能不知道，脂肪中的固醇還是製造人體固醇類激素的必需物質，如性激素、腎上腺皮質激素等，對於精子的形成、前列腺素的合成等都非常重要。一般而言，我們每日熱量攝入的 20%~35% 是通過脂肪來補充的。

脂肪同樣保護了器官，它相當於緩衝物，使我們受到衝撞時感覺不那麼疼。同時脂肪能夠增加食慾，促進脂溶性維生素的吸收和利用，如維生素 A、維生素 D、維生素 E 等，它也是我們大吃一頓後感到飽腹的原因，會告訴我們身體需要停止進食了。其實脂肪帶來問題的原因往往是攝入量過大，超過了需求量，這時脂肪就被儲存起來，變成了身體的負擔 —— 贅肉。

膳食纖維是一種不能被人體消化的碳水化合物，以能否溶解於水中為標準，可分為兩個基本類型：水溶性纖維與非水溶性纖維。纖維素、部分半纖維素和木質素是三種常見的非水溶性纖維，存在於植物細胞壁中；而果膠和樹膠等屬於水溶性纖維，存在於自然界的非纖維性物質中。

膳食纖維體積大，可促進腸蠕動、減少食物在腸道中停留的時間。此外，膳食纖維在大腸內經細菌發酵，直接吸收纖維中的水分，使大便變軟，具有通便作用。另外，膳食纖維還有利於減肥，預防結腸癌和直腸癌，防治痔瘡，降低血脂，預防冠心病，對人體具有諸多益處。

過去的營養學家主要研究人體內以蛋白質、碳水化合物、脂肪、維生素、礦物質等為代表的 30% 的固形物質，忽視了對佔人體 70% 左右的水物質的研究，然而水對於人體的正常運轉是十分重要的。人體如果沒有水，養分則無法吸收和輸送，廢物不能排出，血液不能運行，體溫不能調節，體內各項生理活動無法進行。

人們咀嚼食物時需要唾液，消化食物時需要胃液、胰液、膽汁等，這些消化液絕大部分都是由水組成的。人體在整個新陳代謝過程中，所產生的有毒物質和廢物需要排出體外，如大便、小便、出汗、打噴嚏、呼吸等，都需要水才能進行。

最新的研究結果表明：水不僅擔負著體內物質的輸送與媒介作用，而且直接參與到生物大分子結構中。水與體內的生物大分子共同完成人體的物質代謝、能量代謝和信息代謝，DNA 持續不斷地重整、複製、轉錄以至形成相應的蛋白質。沒有水就沒有生命，在沒有食物的情況下人可以存活七天，但如果沒有水，生命只能維持三天。正是因為水在生命中的重要地位，專家們才得出了"水質決定體質"的結論。

隱性飢餓 ── 微量營養素缺乏

微量營養素在人體中含量小於 0.01%（每千克體重含 100 毫克），人體每日的需求量只有千分之幾克或更少。微量營養素包括維生素和礦物質，是正常生命活動不可缺少的，它們不能在人體內合成，只能依賴食物攝取。微量營養素對人體主要有兩種功能：作為輔助因子，參與特定的酶促反應；清除自由基，以防止組織受到過分的氧化損傷。

由聯合國三大糧農機構聯合發表的《2015 年世界糧食不安全狀況》報告指出，如今 7.95 億的世界飢餓人口數量比 1990 年至 1992 年期間減少了 2.16 億，降幅為 21.4%。雖然抗擊飢餓的成果顯著，但是，另外一種因微量營養素攝入不足而導致的"隱性飢餓"卻正在悄悄地危害人類的健康。全球每年約 10 萬名孕婦因缺鐵性貧血而死亡，中國因維生素 A 和鋅缺乏，每年導致大約 100 萬名幼童死亡，葉酸缺乏導致約 25 萬名新生兒嚴重殘障，因營養不良而導致的勞動力損失將佔一個國家 GDP 的 3%~5%！

多次居民營養與健康狀況調查數據表明，中國依然存在營養缺乏與營養過剩並存的突出問題，由於膳食結構不合理導致各種微量元素缺乏的亞健康人群數量龐大。據世界衛生組織預測，到 2020 年，中國與膳食營養相關的慢性病佔死亡原因的比例將達 79%。這已經成為提高中國居民健康素質的巨大障礙。

"隱性飢餓"的問題不容忽視，研究表明，它會直接導致出生缺陷及發育性殘疾，增加兒童和孕產婦的死亡率，危害兒童及青少年的體格和智力的正常發育及成年人的健康，影響一個國家或地區的人口素質和經濟發展，致使貧困局面惡化，限制國家的生產力和經濟增長。"隱性飢餓"不僅是貧困地區存在的問題，在新興和高收入經濟體中也頻繁出現。

　　集約化現代農業的耕作造成了農產品中維生素和礦物質元素的缺乏，但我們可以以此為途徑解決微量營養素匱乏的問題。在中國，儘管目前小麥產量逐步提高，其平均鐵鋅含量僅為每千克 20 毫克，與成人每天所需鐵鋅量 45 毫克的標準相差甚遠，其他農作物中的鐵、鋅、維生素等微量營養元素含量也顯著低於國際水平。不過中國的許多生物強化項目開展已久，水稻、小麥、粟米等作物新品種或品系，已富含微量營養元素，如鐵、鋅、類胡蘿蔔素等物質，相信不久"隱性飢餓"的問題就可以得到改善。

有益健康的非必需營養元素

　　非必需營養元素又叫作食療營養素，這些營養素除了具有保健功能外，對預防某些慢性疾病、提升某些疾病的治療效果以及提高機體的健康水平，都具有良好的促進作用，尤其是在抗癌、抑癌、抗氧化、抗疲勞等方面，所以在生活中可以隔三岔五地食用。

　　不同的蔬菜、水果有其特有的"非必需營養素"，例如在大豆、扁豆、綠豆等豆類食物中，含有水蘇糖、棉籽糖等低聚糖，其雖不為人體提供熱量，但有促進雙歧桿菌增殖、有利於正常菌群平衡的作用；香菇、黑木耳、金針菇、銀耳、茯苓等真菌類食品中含有某些多糖成分，能夠活化巨噬細胞，刺激抗體產生，提高人體免疫能力，因此有一定的抗腫瘤作用，還能防止肝纖維化。

"非必需營養素"也存在於動物性食品中，尤其是在水產品中，例如蝦、蟹等所含的蝦黃素具有清除自由基、抗氧化及增強免疫功能的作用；它們外殼中富含的甲殼素，具有吸附毒性物質、抑制胃酸、抗胃潰瘍病、促進腸道蠕動、調節腸道菌群、降低血清膽固醇的保健功能。

不為人知的第八種營養素 —— 益生菌

人體中藏有超過 800 萬個微生物基因，超過 10000 個物種，微生物細胞的數量是人類細胞的 10 倍。在健康成人的腸道內大約棲居著 400 多種細菌，其數量在 10^{13} 到 10^{14} 以上，重量為 1 千克，佔人體體重的 1/50~1/60。其體積相當於肝臟大小。

這些腸道細菌大致可分為三大類：益生菌 —— 數量龐大，不但無毒、無害，且具有營養、免疫、生物拮抗等作用；有害菌 —— 數量極少的致病菌，數量超過一定的範圍即可引起疾病；雙向菌 —— 也叫中間性菌，數量介於益生菌和有害菌之間，具有雙向作用，即有時致病、有時不致病。

益生菌能夠構築屏障，防止毒素入侵。腸道菌群附著在腸道內壁，形成一層選擇性通透膜，有效阻止大量病毒、有害菌等毒素侵入血液，導致疾病的發生。此外，益生菌可以調控人體情緒的表達，如讓我們產生愉悅情緒的多巴胺和五羥色胺 90% 是在腸道益生菌的作用下合成的。益生菌還能改善蛋白質代謝，為人體提供蛋白質，以及製造維生素，促進鈣、鐵和磷等礦物質的吸收。另外，科學家還利用益生菌預防和治療肝臟疾病，提高人體免疫力。

研究證實，益生菌甚至還有延緩機體衰老的作用，用雙歧桿菌活菌液餵養老齡大白鼠，結果表明，雙歧桿菌能使老齡大白鼠的某些具有抗衰老作用的酶活性升高，而使令大白鼠衰老的物質濃度降低。因此，雙歧桿菌或許具有一定延緩動物衰老的作用。

與人類微生物的多樣性和功能性相關的研究，為新的食品、配料或膳食方法提供了新的機會，可用於支持日常健康，直接或輔助干預以降低風險，或用於症狀緩解的新治療。但口服益生菌並不像商家宣傳的那樣效果顯著，這是因為絕大多數的益生菌活性受諸多因素的影響，稍有不慎極易造成大量死亡。從口腔進入人體的益生菌要面臨溫度、氧氣、酸鹼性變化等環境的重重考驗，即便能夠活著到達體內，也會因腸道"原有居民"的排斥，而在尚未發揮作用之前便灰飛煙滅。

益生菌是好的，然而囿於技術瓶頸，我們吃下去的卻是益生菌的屍體。基於此，科學家們提供了間接補充益生菌的方法 —— 補充益生元。雖然只是一字之差，益生菌與益生元差別巨大。

益生元是一種能夠幫助人體腸道內益生菌生長繁殖的增殖劑，即所有低聚糖類物質的總稱，如低聚半乳糖、低聚殼寡糖、低聚木糖等。換句話說，補充益生元相當於給莊稼加點兒肥料，讓其長勢更好。益生元是益生菌的糧食，不具備活性，在服用過程中不會受溫度、光照、酸鹼度的影響，進入腸道後，卻能夠促進益生菌以10~100 倍的速度增殖。因此，服用益生元是更值得推薦的調節腸道菌群的方法。

"讓食物成為你的藥物" —— 介入性營養研究

　　"讓食物成為你的藥物，藥物就是你的食物"，醫學之父希波克拉底這一論述明確了營養對人類健康和疾病的影響。鑒於營養素不僅作為代謝的酶反應的底物和產物，而且還可以作為基因表達的調節劑，可以想像，它們還可以在調節疾病的代謝途徑中發揮關鍵作用。比如由代謝失調導致的癌症，癌細胞優先利用某些營養物作為燃料，例如葡萄糖和穀氨酸鹽，並上調脂質代謝，產生脂質介質以產生支持腫瘤的微環境。通過使用多種營養素來調節這些途徑並干擾癌細胞的代謝需要，營養干預能夠抑制癌症的發展，這就是介入性營養。

　　事實上，許多天然化合物已經顯示出具有抗癌作用，並且很可能是用於營養干預的最佳候選物。此外，與藥物相比，營養物質是安全的，並且容易組合可以有效地用於多個目標。因此，營養干預的功效可以通過使用適當的營養物來加強營養物靶向特定的代謝途徑以恢復健康。介入性營養研究的進展不僅可以改善公眾對營養的認知，而且還可以為現代慢性疾病的管理提供更多選擇。

　　正如在《獅子王》中提到的：Everything you see exists together in a delicate balance.（世界上所有的生命都在微妙的平衡中生存。）每一項營養素都要適量攝入才為最佳，而衡量這個"量"的唯一標準就是我們機體自身的需求，過多或過少都對身體無益。

水，70% 的滋潤

> 沒有水，就沒有生命；沒有水，就沒有萬物的生機勃勃；沒有水，人類將無法生存。

生命，起源於水

佔地球 71% 的海水溶解了許多組成生命所必需的元素，這些元素相互作用，產生多種多樣的無機化合物，由此又產生多種簡單的有機化合物。這些化學反應可以發生在大氣中、陸上的池塘裡和海洋中，但由於雨水沖刷，各種化合物最終匯集到海洋中。

由於紫外線的穿透力比較弱，海洋表面的有機物被分解，而海洋表面以下的有機物則有條件進一步複雜化，由簡單的有機物發展出各種生物小分子，如氨基酸、糖分、鹼基等。生物小分子又進一步聚合成多種生物大分子，如蛋白質、核酸、脂質等。海洋為生命的起源打造了完備的物質基礎。

這一系列存在於水中的逐步建立並完善的營養融合平衡的過程，誘發並伴隨著一定結構的隔離系統在水中出現。經過 1 億年的漫長進化，海洋中原始細胞逐漸演變成原始的單細胞藻類，它們通過光合作用產生氧氣，使大氣上層因受到紫外線的作用而逐步被臭氧層覆蓋，後者可以防止紫外線的傷害，為生物上陸生活創造了條件。

有研究表明，大氣中氧含量的升高是促成寒武紀真核生物大爆發的重要因素，寒武紀岩層中三價鐵的沉積就是有力的證據，這是因為大多數真核生物都需要氧氣。

有研究表明，人類是從一種 3 億多年前漫游在海洋中的史前鯊魚進化而來的。而根據最新研究，這種棘魚屬的原始魚類是地球上包括人類在內的所有頜類脊椎動物的共同祖先，比如貓、狗、鳥等。

生機之水，平衡之源。正是自然界首先孕育出了這蘊含極為豐富的營養物質的水，數以萬計的生物才得以誕生、進化、發展，直到三百到四百萬年前才有了人類的出現。

水是流動之水，是循環之水，人體新陳代謝過程有水參加才能完成。人體如果沒有水，體內的各種生理活動也就無法進行，人的生命就停止了。難怪法語中的 La mere 一詞同時具有"海洋"和"母親"的雙重內涵，因為，水就是地球萬物的母親！

人體是一個浩瀚的海洋

在人體組成中，水約佔人體總重量的 61.6%。人體的一切器官和組織裡都含有水分，兒童體內的水分更是高達 80%。

一般來講，水在機體內劃分為三大"水域"，即細胞內液、細胞外液和血漿。存在於數百萬個細胞內的體液，稱為細胞內液，約佔體重的 40% 左右；存在於細胞外的體液，被稱為細胞外液，約佔體重

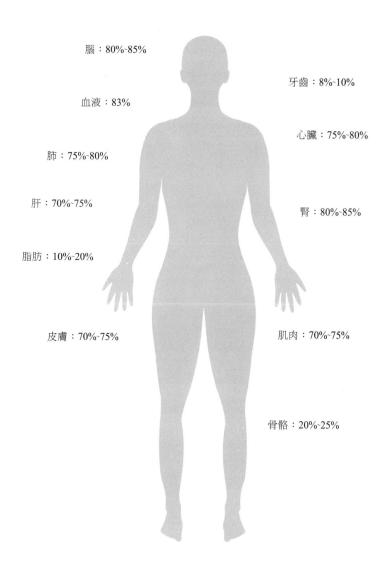

腦：80%~85%

牙齒：8%~10%

血液：83%

心臟：75%~80%

肺：75%~80%

肝：70%~75%

腎：80%~85%

脂肪：10%~20%

皮膚：70%~75%

肌肉：70%~75%

骨骼：20%~25%

圖 2-2　人體各器官的含水量

的 15% 左右。另外，還有一部分體液存在於血管中，主要為血漿，約佔體重的 4% 左右，其餘的 1% 則為淋巴液和腦脊液等。這三大"水域"有隔膜將其分開，例如，細胞膜將細胞內液和外液隔開；血管壁將組織液和血漿隔開。三大"水域"分工明確，各司其職，但為了人體的健康，又密切合作，共同完成維護生命活動的使命。可以說，人體的生命活動是圍繞水進行的，沒有水就沒有生命。

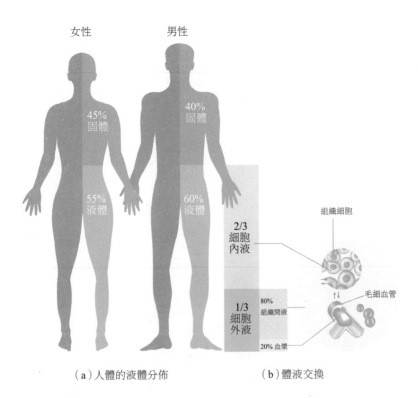

圖 2-3　人體的液體分佈

　失衡——為甚麼我們無法擺脫肥胖與慢性病

水的這一特定功能由水分子在體內的流經途徑實現。各種形式的水由口腔進入人體，經食道、胃、十二指腸到達小腸。絕大部分的水由小腸和大腸黏膜吸收，通過淋巴液送入血液中，成為血液的主要組成部分，再注入靜脈被送往心臟。通過心臟，血液由動脈送出，再經由血管分支輸送到身體的各個角落。其中一些水分作為器官運作的基礎，連同氧氣和營養素被肝臟等器官組織細胞接收，另有一些水分則被送到指尖等末端組織，形成滋潤組織細胞的組織液。

　　在此循環補給過程中，血管內外液體的平衡至關重要。血管內的血漿蛋白會將血管外的液體吸引到血管內，我們把這種吸引的力量叫作"膠體壓"。在動脈系統的微血管中，血壓比膠體壓高，所以血液中一部分的水、氧氣和營養素，都會被推擠到血管外的組織液中，以供應"飢渴"的組織細胞營養。

　　然而，靜脈系統的微血管中的情況卻恰恰相反，這裡的膠體壓比血壓高，所以細胞會將那些即將交換的水分、二氧化碳和老舊廢物，由細胞中溶解到組織液裡，再被吸收到血管中，順勢進入血液循環系統，最後被送往腎臟處理。不過，如果食物中缺乏蛋白質而導致血漿蛋白不足，致使膠體壓減弱，無法將含有廢物的組織液吸收回血管，水分就會積存於組織細胞之間形成浮腫。

　　我們的腎臟既是過濾血液的"淨化廠"，同時也是製造尿液的"生產廠"。腎臟有一套被稱為"腎元"的過濾系統，經過仔細地篩選後，一些電解質等身體需要的物質會由組成腎小管的上皮細胞吸收，被重新送回血管內。而一些廢物，如尿素、肌酸酐和尿酸，以及多餘的鹽分、水分和鈣質等，則會留在腎小管內形成尿液。另外，水分子還可以隨糞便、汗液、呼吸等結束它們在人體內的環遊之旅。

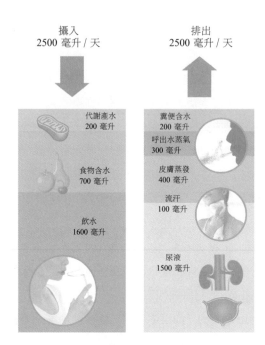

圖 2-4　每日水平衡

潔淨是一切的基礎

"喝開水最安全"，這是中國人自古以來形成的習慣以及對飲用水的認識。但事實上，開水只殺滅細菌和部分病毒，但無法去除水中超標的重金屬、無機鹽和致癌物。另外，當自來水中含有對人體有害的亞硝酸鹽時，經過加熱燒開，其含量會增加。亞硝酸鹽在人體內積累，會給人帶來血液性疾病，所以飲用本身就不潔淨的開水，對人體健康也是很有害的。

　　水中的任何污染物，即使極其微量，也可能在人體內終身存在，並不斷積累聚集，從而對人體產生有害的影響。"二戰"後日本水俁灣曾出現的"水俁病"（甲基汞中毒）是最早發現的由於工業廢水排放污染造成的公害病。2011年日本大地震引發海嘯、核泄漏，使帶輻射性的碘131經由海水循環遊遍整個亞洲。我們必須明白，水是流動的，一處水源一旦受到污染，最終會使別處的水也受到影響，沒有一處能夠獨善其身。

　　長期飲用純淨水也不利於人體健康。人體的各種代謝和生理活動都離不開水。所有在人體器官之內輸送或者進行生物轉化的物質，都是溶解於水的。當人體從外部攝入營養後，在人體器官內，水總是將不同的電解質（例如鉀離子和鈉離子）混合起來。為了維持機體的正常活動，人體內的電解質處於一種動態平衡的狀態，因此，人體內水的狀態不是"純淨水"，而是一種包含鹽類，適用於輸送電解質的混合物。

　　"民以食為天，食以水為先。"潔淨的水是最廉價、最有效、最安全的保健品。

蛋白質：穿過身體的"鋼筋水泥"

在諾貝爾生理學或醫學獎獲得者大隅良典看來，生命
處在蛋白質的合成和降解之間的動態平衡中。細胞毀掉那
些無用或老化的部分，將其中的養分重新轉化為可以再利
用的氨基酸，這樣一種自噬機制，是身體為了生存而特有
的一種自然防禦機制。

最龐大的家族

如果你留心電視上的牛奶廣告，一定會聽到 3.3 克、3.5 克、3.6
克優質乳蛋白這樣的字眼兒，似乎每增加 0.1 克，牛奶的品質就刷出
了新高度。蛋白質的含量直接決定著牛奶的等級，高者為貴族，低者
如賤民，並直接反映在牛奶的價格上，其重要性自然不言而喻。蛋白
質究竟是一種甚麼樣的物質，它為甚麼如此重要，在我們身體裡又扮
演著甚麼樣的角色呢？

大概很久很久以前，"雞蛋裡的白色物質"是蛋白質的代稱，外
語寫為 albumen，這個名字源自拉丁文 albus，意為白色的。這或

許說明，人們首先在雞蛋白裡發現了這種物質。

　　大約在 200 年前，科學家們又在其他動植物中發現了類似的物質，而且所有的生命體都含有這些類似物質，更重要的是，所有類似物質都含有碳、氫、氧、氮，碳、氫、氧所佔的比例幾乎相同，其他硫、磷等則有微小的差異。

　　1838 年，荷蘭科學家格利特‧馬爾德（Gerhardus Johannes Mulder）在實驗中發現了蛋白質，他觀察到，任何有機生命離開了蛋白質便無法存活。他的合作者，來自瑞典的化學家瓊斯‧雅各布‧貝采利烏斯（Jöns Jacob Berzelius）對這一物質進行了命名，protein 來源於希臘語 proteios，意為"第一位的""首要的"。雖然發現了蛋白質的存在，當時，人們並不清楚蛋白質在人體中發揮的核心作用。

　　此後，人類開啟了漫長的蛋白質研究史，一直到 20 世紀 40 年代，人們仍然不清楚蛋白質到底長甚麼樣子，在美國的教科書裡，蛋白質是一類長得像橄欖球的物質，增加細胞的黏稠度是它主要的功能。到了 20 世紀 50 年代，伴隨著 DNA 雙螺旋結構的提出，科學家才揭開了蛋白質的神秘面紗。

　　蛋白質不是單一的物質，而是一個龐大的家族，這個家族的所有成員均由氨基酸構成。作為構成蛋白質的基本單元，氨基酸有 20 種之多。它們有著相同的基本骨架，但為了彰顯個性，都有一個特點鮮明的側基。這些側基決定了每一種氨基酸是親水還是疏水，是酸性還是鹼性，並決定氨基酸所帶電荷是正還是負。這些特性不同的氨基酸按照不同的順序連接起來，並藉由個性不同的側基，搭建成了獨一無二的三維結構。

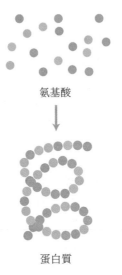

氨基酸

蛋白質

圖 2-5　氨基酸與蛋白質的關係

　　把氨基酸連在一起的"吸引力"叫作"肽鍵"，氨基酸通過肽鍵連接成肽鏈，並進一步盤曲摺疊，形成有一定空間結構的蛋白質。構成蛋白質的氨基酸雖然只有 20 種，但其排列組合的順序千變萬化，形成的蛋白質數目也成千上萬，加之盤曲摺疊而成的空間結構錯綜複雜，導致蛋白質多種多樣。

　　每種蛋白質就像一個人一樣，都有自己獨特的脾氣和秉性，而在人體中，估計有 10 萬種以上的蛋白質。在 20 世紀 60 年代，科學界流行這樣一句話：one protein, one career，這句話意味著一個教授終其一生只能研究透一種蛋白質，足見蛋白質世界的複雜。

　　當然了，如果有人向你"科普"說人體內只有 20 種氨基酸，並期待得到你認同讚許的目光時，你可以很權威地糾正他 —— 你錯了。

因為人體內還有許多種不參與構成蛋白質卻參與許多代謝反應的氨基酸，比如鳥氨酸、精氨酸、瓜氨酸等。

從結構上來說，蛋白質立體而複雜，每一種都有屬於自己的故事。碳水化合物和脂肪的結構一目瞭然，比如碳水化合物是一串串葡萄糖或果糖，進入身體後，全部分解為葡萄糖，而脂肪則是一串串帶有氫原子的碳原子。

沒有蛋白質就沒有生命

眾所周知，蛋白質是構成人體組織器官的主要物質和支架，在

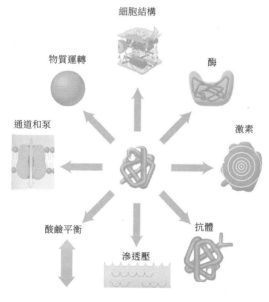

細胞結構

物質運轉

酶

通道和泵

激素

酸鹼平衡

抗體

滲透壓

圖 2-6　蛋白質的作用

生命活動中擔負著極為重要的作用，可以說沒有蛋白質就沒有生命。
打個比方，如果人體是一輛汽車，蛋白質相當於各種零件，碳水化合物和脂肪是汽油，主要是提供能量的。

　　再具體一點，蛋白質的主要功能體現在生活活動的各個方面：
血紅蛋白運輸氧氣；角蛋白形成毛髮、指甲；膠原蛋白形成關節、
韌帶，讓骨骼更有彈性，還會填充皮膚讓人顯得更年輕；肌動蛋白和
肌球蛋白讓肌肉收縮、身體運動；酶催化食物的消化，讓身體千萬
種化學反應得以發生；蛋白質分解為氨基酸，氨基酸能夠轉化為葡
萄糖或脂肪，為身體儲存能量。

　　甚至，蛋白質直接關係著我們的快樂、喜悅、悲傷，因為有些
氨基酸會參與大腦神經遞質的合成，如酪氨酸能夠合成多巴胺、腎
上腺素、去甲腎上腺素。可以說，在我們的身體裡，蛋白質時刻都在
發揮著不可或缺的作用。

必需的營養，奇妙的 "自噬"

　　碳水化合物、脂肪、蛋白質是身體日常所需的營養三巨頭，前
面已經說過，這三種營養元素均含有碳、氫、氧，而蛋白質比其他兩
種多了一種物質：氮。如果不多這一種物質，這三巨頭或許可以互
通有無、相互轉化，但多了氮元素，意味著蛋白質可以轉化為脂肪和
碳水化合物，而後兩者反過來卻沒法直接轉化為蛋白質。因此，蛋白
質便成為我們必需的營養。

　　既然身體無法合成蛋白質，那就只能從飲食中攝取。按照人體
"氮平衡" 的概念，每個健康的身體每天需要攝入的蛋白質為 1.2 克 /

千克左右。也就是説，如果你體重為 60 千克，那就需要大概 70 克的蛋白質。

研究表明，一個成年人每天通過新陳代謝要更新 200 克以上的蛋白質，其中，3/4 來源於機體代謝所產生的氨基酸。也就是説，我們的身體有一套回收利用氨基酸的機制，這種機制大大減少了每日需要補給蛋白質的量。

2016 年，大隅良典在美國做了一場 "自噬 —— 細胞內的再循環系統" 的專題報告，他認為：自噬，是我們身體為了生存而特有的一種自然的防禦機制；再生，是生命必需的重要生存能力，也是進化中的關鍵選擇因子。

按照 "自噬" 理論，生命處在蛋白質的合成和降解之間的動態平衡中，如果一個人重 60 千克，正常情況下，每天需要合成和降解 240 克的蛋白質，其中再利用的蛋白質達 170 克，也就是説，我們每天補充 70 克的蛋白質足矣。而我們的身體，在合成和降解中不斷更新，每三個月會更換掉大部分蛋白質。是不是很神奇？這意味著，只要三個月的時間，我們幾乎就是一個全新的自己。

蛋白質的動態平衡

我們每天攝入的蛋白質經過消化後，被水解為氨基酸，身體吸收後合成人體所需的蛋白質。同時，新的蛋白質又在不停地代謝、分解，時刻處在動態平衡中。

食物中蛋白質的質量、所含氨基酸的比例，決定著人體合成蛋白質的量是否足夠，尤其是生長發育中的青少年、需要大量營養的孕產婦以及身體衰弱的老年人，對蛋白質有著更高的要求。

蛋白質分為完全蛋白質和不完全蛋白質，富含必需氨基酸、品質優良的蛋白質統稱為完全蛋白質，以魚、肉、蛋、奶為典型代表。另外，大豆中的蛋白質也是完全蛋白質。而缺乏必需氨基酸，或含量較低的稱為不完全蛋白，如穀物、小麥等。所謂必需氨基酸，前面已經普及過這個概念，是指人體必需卻不能合成的氨基酸，對成人來說一共有 8 種，對嬰兒來說則有 9 種。

最佳的狀態當然是我們攝入的蛋白質所含氨基酸比例完全符合人體所需，這就是完全蛋白的優勢，適當吃肉、豆製品，才能保證營養充足。動物蛋白的優勢還體現在吸收利用率上，即便是品質不太好的肉，也有 90% 以上的吸收率，而植物蛋白多數是 70% 左右的吸收率，甚至更低。

在肉食不足的年代，聰明的人類找到了解決辦法，他們利用氨基酸的互補效能，組合多種食品，使各自的氨基酸成分互相補充，最終實現"完全"。如素什錦、東北亂燉、臘八粥、雜糧麵等食物就是採取菜式多樣、食材多樣、混合食用的方法，綜合利用蛋白質，通過互補作用來提高食物蛋白質的營養價值。

蛋白質吃多了會變胖

蛋白質在完成了建造我們的身體並維護生命運轉的任務後，多餘的那部分就可能被當作燃料消耗掉或者是轉變成脂肪儲存起來。這是因為我們的身體中有專門的儲備庫用來存放富餘的葡萄糖和脂肪，卻沒有專門儲備蛋白質的地方。

如果身體沒有從食物中獲得足夠的葡萄糖來滿足大腦和中樞神經的需要，就只能被迫犧牲其他的"重要器官"來製造葡萄糖。在細胞缺乏養料供給的早期，這種情況大多出現於長期未進食或者糖尿病患者身上，構成身體組織的蛋白質就被拿出來充當葡萄糖，其中的主要犧牲者就是我們的肌肉。

吃太多蛋白質也有可能帶來健康問題。正如我們前面所說的，過多的蛋白質會作為燃料被消耗掉，這一過程首先是蛋白質分解為氨基酸，氨基酸在體內被進一步分解利用時，會不小心產生一些物質，它們不但無法被機體利用，還會毒害我們的身體，腎臟正是擔負起這種解毒作用的器官，所以說食用過量的蛋白質會增加腎臟的工作量，這對患有慢性腎病的人來說可不是件好事。

另外有研究發現，大塊吃肉提高蛋白質攝入量的同時卻可能會增加心血管疾病的風險。這些高蛋白飲食帶來的健康問題雖然還有很多未解的謎團有待研究，但可以肯定的是，吃多了蛋白質也一樣會讓你變成胖子。

蛋白質失衡可能誘發癌症

一直以來，癌症被認為是一種基因疾病，基因突變是誘發癌症的主要原因。誘發基因突變的原因有外源性和內源性之分，外源性的包括物理因素、化學因素、病毒因素；內源性是指細胞分裂過程中發生的錯誤信息複製，導致細胞損傷。

然而，一項發表在《自然》雜誌子刊 *Oncogene* 雜誌上的論文表示，細胞內蛋白質失衡也可能引發癌症，其中，兩種蛋白質的不平衡可引發癌症。科學家稱這是關於癌症發生研究的重大突破，對於癌症的治療有新的啟示。

正常情況下，細胞的增殖通過細胞膜結合受體接收外部信號，細胞內受體被打開，從而啟動信號蛋白和蛋白激酶通路來完成。但在某些癌細胞中，該途徑是永久打開的。傳統的癌症診斷方式是尋找使蛋白通路處於開啟狀態的遺傳修飾受體。

來自美國利茲大學和德克薩斯大學 MD 安德森癌症中心的科研團隊進行了一項 "AKt 信號通路" —— 蛋白激酶通路的研究，該通路是驅動癌症形成及體內癌細胞擴散的細胞內信號通路。他們發現，在沒有外部刺激的情況下，該通路也可能被激活，而 Plcy1 和 Grb2 兩種蛋白參與了這一過程。這兩種蛋白爭先與細胞壁結合受體產生作用，蛋白濃度的高低決定了哪種蛋白會獲勝。研究發現，當 Plcy1 含量高時，就會觸發 AKt 信號通路，這會導致癌細胞的增殖和腫瘤的形成；反之，當 Grb2 的濃度增加時，局面就會扭轉，而且細胞膜受體的正常活性也會恢復。

該研究的科研人員認為，Plcy1 和 Grb2 兩種蛋白的競爭是細胞的管家，當蛋白質失衡，就會導致細胞增殖失控，從而誘發人體患上腫瘤。

讓蛋白質填 "飽" 我們的肚子

從飽腹感上來說，碳水化合物你可以吃很多很多，也難以產生 "吃夠了" 的感覺，而蛋白質和脂肪是真正讓人有 "飽" 的感覺的東西。一頓飯攝入蛋白質的多少，也最直接關係接下來可以多久不用吃東西——是兩三個小時，還是二三十個小時。無論是飢餓感還是飽足感，很大程度上都是人體對蛋白質的感覺。很簡單，因為它們是我們的身體最需要的營養，甚至可以說，因為它們，我們才需要感到飢和飽。

一項發表於《國家科學院院刊》的研究證實了均衡蛋白質飲食可以減緩飢餓感。澳大利亞悉尼大學的研究人員讓 22 名志願者分別進食三種食物，這三種食物均是由同樣的飯菜和小吃組成，但它們所含的蛋白質分別是 10%、15%、25%。志願者進食某種食物的觀察時間為 4 天。結果顯示，相比其餘兩組成員，食用 10% 蛋白質含量食物的小組成員在早餐後兩小時內就感覺到了飢餓。這種飲食也造成志願者食用更多食物，從實驗第一天到最後一天，這些參與者每頓進食的食物量比起初增加了 12%。

由此可見，如果想要控制飲食的話，足夠的蛋白質是必須的，如果沒有蛋白質，我們似乎很難吃"飽"飯。如果蛋白質不足，我們只會吃得更多。

脂肪，生命的燃料

與糖類和蛋白質相比，脂肪的氧化利用產能效率最高，而且脂肪酸的合成不需要能量消耗，脂肪是名副其實的生命燃料。

脂肪酸大家族

平常說的"脂肪"是由甘油骨架和三個脂肪酸組成的，也正是由於其中脂肪酸的組成不同，才使得同樣叫作脂肪的這種東西，在常溫下可以是固體，也可以是液體。很多"健康指南"都會告訴你："不飽和脂肪酸比飽和脂肪酸健康，所以應該多吃不飽和脂肪酸，少吃飽和脂肪酸……"你知道哪些脂肪裡的不飽和脂肪酸多，哪些脂肪裡的飽和脂肪酸多嗎？簡單來說，脂肪中不飽和脂肪酸的含量越高，這種脂肪的熔點就越低，換句話說，在正常溫度下，這種脂肪就是液態的。液態的"油"中不飽和脂肪酸含量更高，固態的"脂肪"中飽和脂肪酸含量更高。

區分脂肪酸的飽和與否，簡單來說就是結構中是否含有不飽和鍵。不飽和脂肪酸具體還分為"單不飽和脂肪酸"和"多不飽和脂肪酸"，即具有一個不飽和鍵或多個不飽和鍵，單不飽和脂肪酸以油酸為代表，多不飽和脂肪酸有亞麻酸、亞油酸、花生四烯酸等。人體無法合成亞麻酸和亞油酸，必須通過膳食補充，所以它們又被稱作必需脂肪酸。

含有不飽和脂肪酸越多，脂肪的品質就越高，這是因為不飽和脂肪酸具有重要的生理功能，比如能夠降低血液黏稠度，改善血液微循環；使膽固醇酯化，降低血脂；保持細胞膜的相對流動性，以保證細胞的正常生理功能等。而飽和脂肪酸不含有不飽和鍵，長期大量攝入易造成血液中膽固醇含量過高，誘發心腦血管疾病。

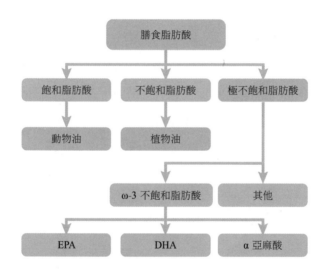

圖 2-7　脂肪酸分類

多不飽和脂肪酸含量的高低是判斷食用油品質好壞的重要標準，現在很多注重健康的人士都知道要購買亞麻籽油、小麥胚芽油、紫蘇油，這是因為其中的 ω-3 不飽和脂肪酸[①] 含量較高。需要注意的是，這些油也更"嬌氣"——不耐高溫，容易氧化，不適合烹炒或油炸，只適用於涼拌菜。

經過"加氫"和"加碘"等化學反應，可以將不飽和脂肪酸轉化為飽和狀態，由液態變為固態，例如植物油在一定的壓力和溫度下加氫催化後，就變成"氫化植物油"，如奶精、人造奶油、代可可脂、植脂末等。氫化植物油具有較強的可塑性、乳化性及融合性，可以使食物更加酥脆美味，也可延長食物的保質期，被廣泛應用於食品加工中。

多不飽和脂肪酸似乎比飽和脂肪酸更勝一籌，它是可以讓你看起來更年輕的神器。構成細胞膜主體的磷脂就是由 ω-3 系列與 ω-6 系列的多不飽和脂肪酸構成的。如果身體沒攝入足夠的多不飽和脂肪酸，磷脂的合成就會減少。磷脂產量告急，細胞膜就變得不再穩定，讓細胞既喝不飽水，也留不住水，皮膚變得粗糙並出現乾燥的情況和細紋。另外，更為大家熟知的 DHA（二十二碳六烯酸）和 EPA（二十碳五烯酸），也是多不飽和脂肪酸中的大明星，它們存在於深海魚和海藻中；EPA 已被證實具有維持腦功能、改善記憶力和視網膜感光等作用，而 DHA 則有降低血液中甘油三酯和膽固醇的功能，降低心腦血管疾病。

近幾年，關於反式脂肪酸危害的新聞報道屢屢出現。反式脂肪酸也是不飽和脂肪酸的一種，因其化學結構上有一個或多個"非共軛

[①] ω-3 不飽和脂肪酸是從魚油裡提取所得的一些活性物質。

反式雙鍵"而得名。植物油在氫化、精煉生產過程中，未能完全氫化的植物油就是反式脂肪酸，另外，食物煎炒烹炸過程中油溫過高且時間過長也會產生少量反式脂肪酸。

　　近幾十年的研究表明過多地攝入反式脂肪酸可增加心血管疾病的風險，與其他疾病如糖尿病、高血壓、癌症也存在相關性，但尚無明確證據。另外，在"美國心臟協會 2014 學術會議"（American Heart Association's Scientific Sessions 2014）上報告的一項研究指出，大量攝入反式脂肪酸與成年人記憶力下降可能存在相關性。這項研究發現，大量攝入反式脂肪酸的健康男性受試者在文字記憶測試方面的表現更差，這一相關性在校正了年齡、教育程度、人種以及情緒等因素之後依舊存在。

脂肪組織有兩種顏色

　　脂肪組織的存在形式有兩種，白色脂肪和棕色脂肪。白色脂肪儲存熱量，棕色脂肪"燃燒"產生能量和熱量。棕色脂肪，顧名思義，那就是色澤為棕色的脂肪，與讓你變胖的白色脂肪組織相比，棕色脂肪細胞含有大量的線粒體，組織內的毛細血管非常豐富，使其呈現出微紅的棕褐色。棕色脂肪的作用與肌肉類似，它本身並不儲存能量，而是能夠分解白花花的白色脂肪，將其轉化成能量、水和二氧化碳。而且，棕色脂肪的產熱效率奇高，有星星之火可以燎原的能力，一小塊棕色脂肪能夠燃燒大量的卡路里。

　　過去我們一度認為，棕色脂肪只存在於小動物和人類嬰兒身上。現在知道，多數成年人的頸部兩側、背部上側、鎖骨附近和脊

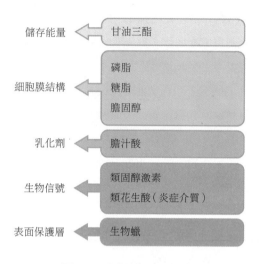

儲存能量	甘油三酯
細胞膜結構	磷脂 糖脂 膽固醇
乳化劑	膽汁酸
生物信號	類固醇激素 類花生酸（炎症介質）
表面保護層	生物蠟

圖 2-8　脂類的生理功能

柱周圍也分布著一些棕色脂肪。如果有一種簡單的轉化方法能讓白色脂肪轉化為棕色脂肪，那麼肥胖症將不復存在。但是時至今日，如何安全可靠地實現從白色脂肪到棕色脂肪的轉變仍亟待探索。

　　美國加州大學舊金山分校糖尿病中心研究棕色脂肪的卡吉穆拉（Shingo Kajimura）和他的團隊完成了一項新研究，找到了能讓白色脂肪轉換為棕色脂肪的開關 —— 一種名為 PRDM16 的蛋白質，這意味著或許有一天肥胖症真的能找到醫治的辦法。科學家在小鼠和培養皿實驗中發現，常用的 II 型糖尿病處方藥噻唑烷二酮類（TZDs，如艾可拓或文迪雅）能穩固住 PRDM16 蛋白質，使其在白色脂肪中聚集。當白色脂肪中的 PRDM16 蛋白質最後達到一個足夠高的濃度時，就會打開基因控制的開關，讓白色脂肪轉化為棕色脂肪。但不幸的是，這種藥物本身會引發一些嚴重的副作用，包括體液滯留、心衰等。與其經歷漫長的等待直到"熱乎乎"的安全新藥從生產線下來進入我們的口中，還不如現在通過平衡營養和運動的習慣瘦下去。

2012 年 1 月發表在《自然》雜誌上的一篇文章，研究者們發現另一類物質，一種名為"鳶尾素"的激素，又一次叩響了脂肪組織白棕轉變的大門。新發現的棕色脂肪起源於白色脂肪，並且是由鍛煉得來。研究人員發現，經過鍛煉之後的肌肉會分泌一種叫 PGC-1α 的蛋白，該蛋白調控的下游因子之一可以通過剪切和修飾形成鳶尾素。鳶尾素可以作用於白色脂肪細胞，誘導其轉化為棕色脂肪細胞。在實驗中，小鼠和人類經過幾週鍛煉後，確實會出現鳶尾素的分泌大量增加、棕色脂肪增多、代謝增加等結果。給易患肥胖的小鼠注射了表達該激素基因的腺病毒後，小鼠體重確實減輕了，而且沒有檢測到毒性和不良反應。

除了實現白色脂肪到棕色脂肪的轉變，寒冷或許可以激活體內的棕色脂肪。在小鼠實驗中，研究人員將易患肥胖的小鼠放在 5 攝氏度的環境中一週後，小鼠的體重平均降低了 14%。小規模人體實驗也得到了相似的結果，這是因為當人體處於較為寒冷的環境下，棕色脂肪的密度會增高，代謝也會更加活躍。

然而，當實驗對象的樣本量加大以後，結果就不是那麼完美了。在一項面向 1972 個人的調查中，有 7.5% 的女性和 3% 的男性在身處較寒冷的環境時檢測不到活躍的棕色脂肪。相似的情況也出現在另外一個以 24 位青年男性為實驗樣本的研究中，一位肥胖的男性身上探測不到棕色脂肪的活性。研究人員表示，可能棕色脂肪的缺乏是造成肥胖的原因之一，不過也不排除脂肪層較厚的身體對寒冷的敏感度低的緣故。

覺得脂肪好吃？可能是基因在作怪

由於脂肪是飲食的重要的組成部分，在人類的進化歷史中，能夠更好地識別出食物中的脂肪並將其扔進肚子裡的人，會有更多的生存機會。然而百萬年後的今天，掐一掐那腰際不請自來的"游泳圈"，我們都會厭棄這個昔日保全我們生存的天性。

一項研究表明，我們身體裡有基因決定了這種天性 —— CD36 基因為 AA 型的人，要比有其他形式 CD36 基因的人更喜愛高脂肪食物。CD36 基因影響脂肪口感和脂肪偏愛。換言之，有特殊形式 CD36 基因的人可能會覺得脂肪越醇厚越美味，攝入的脂肪量會不自覺地增加，自然容易形成臃腫的身材。

來自美國賓夕法尼亞州立大學、哥倫比亞大學、康奈爾大學和羅格斯大學的研究團隊，對 317 名非裔美國人進行了檢查，抽選非裔的原因是這個種族的人群非常容易患肥胖症，並且易患與肥胖症相關的疾病。研究團隊給每位參與者提供了加入不同量橄欖油的意大利沙拉醬，隨後參與者根據自己的感覺，對沙拉醬的油膩度和喜好進行評分；同時，研究人員收集了參與者的唾液樣本，並從中抽取了 DNA 片段，以檢查在這些片段中的 CD36 基因的類型。在打分環節中，CD36 基因為 AA 型的人（佔總人群的 21%）要比其他形式 CD36 基因的人群表現出對沙拉醬、橄欖油和其他烹調油等食物的偏好。

近期科學家發現，癌症的擴散需要脂肪細胞做燃料。在患癌小鼠的試驗中，研究人員發現，小鼠體內負責口腔癌擴散的細胞實際的能量來源是脂肪酸，這項研究顛覆了人們一直認為"糖是癌細胞擴散的主要能量來源"的看法。 在許多轉移的癌細胞中一種叫作 CD36 的受體蛋白，即在 CD36 基因控制下生產出的蛋白，表達水平較高，這種蛋白不僅能幫助細胞吸收油脂，還與癌症患者較差的治療效果有密切聯繫。 難以置信的是，阻止小鼠體內 CD36 的表達雖然沒有阻止腫瘤的形成，卻能夠完全阻止人類的癌症在小鼠體內擴散，剩下的腫瘤也減小了 80%。

攝入脂肪過多的危害

"就讓我吃這一頓五花肉，就這一頓。"說這話的時候可要小心了，一次性高脂飲食即可影響代謝！德國糖尿病研究中心最新發現，漢堡包、薯條、披薩……這些高脂食品吃一次就足以影響人體的新陳代謝，為脂肪肝和糖尿病"鋪路"。

研究人員選取健康、身材細長的男性為調查對象，隨機讓他們飲用一杯棕櫚油飲料或一杯純淨水。一杯棕櫚油飲料中的飽和脂肪含量與兩個培根芝士漢堡外加一大份薯條或是兩個醃製肉腸比薩餅所含飽和脂肪相當。通過核磁共振成像等手段觀察發現，一次性高脂飲食足以降低胰島素的作用，引發胰島素抵抗和肝臟脂肪含量上升，這樣快速而直接的反饋令實驗人員驚訝不已，而對肝臟代謝產生的影響與 II 型糖尿病或非酒精性脂肪肝病對肝臟的影響類似。健康的人通過自身調節應該不難克服高脂飲食對代謝造成的直接影響，但長期食用高脂食品將對健康不利。

高脂飲食除了能促進膽汁分泌，還能增加腸道內有害菌的數量，從而使腸道菌群結構失衡。中國研究人員從健康志願者的糞便懸液中獲得人的腸道菌群，接種在 20 隻無菌小鼠腸道內，建立肥胖菌群人源化小鼠模型。隨後將小鼠模型分為普通組和高脂組，分別用基礎飼料和高脂飼料飼餵 8 週，測定小鼠的質量、血糖、血脂，並用變性梯度凝膠電泳檢測腸道菌群的變化。結果顯示，除了意料之中的高脂組小鼠體重高、血糖血脂高的體徵外，其腸道中還出現正常優勢菌群豐度降低、非優勢菌群豐度增加，並誘導三種有害菌生長繁殖的現象。腸道菌群組成和細菌豐度發生很大變化導致腸道微生態失調，這提示人源性腸道菌群可能參與飲食結構失衡引起的肥胖的發展。

碳水化合物：多種多樣，無處不在

穀類、薯類、根莖類、蔬菜和豆類中都有它的身影，它是為人體提供熱能的三種主要的營養素中最廉價的營養素，它滿足了我們每日一半以上的能量需要，它就是碳水化合物。

碳水化合物大家族

碳水化合物（Carbohydrate）亦稱糖類，是一個大家族。根據分子組成的複雜程度，可以分為糖、寡糖、多糖和糖綴合物。糖是指聚合度為 1~2 的碳水化合物，包括單糖和雙糖，也常用來表示純蔗糖；單糖是不能水解的最簡單的碳水化合物。我們常見的食物裡邊，蔗糖屬於雙糖，葡萄糖、水果所含的果糖屬於單糖，而米麵裡邊的澱粉，就屬於多糖了。

人類對碳水化合物的認識也有一段漫長的歷程。18 世紀一名德國學者從甜菜中分離出純糖、從葡萄中分離出葡萄糖後，碳水化合物研究才得到迅速發展。1812 年，俄國化學家提出，植物中碳水化合物存在的形式主要是澱粉，在稀酸中加熱可水解為葡萄糖。在人們知道碳水化合物的化學性質及其組成以前，碳水化合物已經得到很好的利用，如以含碳水化合物豐富的植物作為食物，利用其製成發酵飲料，作為動物的飼料等。直到 1884 年，另一位科學家指出，碳水化合物含有一定比例的碳、氫、氧元素，其中氫和氧的比例恰好與水相同，為 2：1，好像碳和水的化合物，故稱此類化合物為碳水化合物，這一名稱一直沿用至今。

澱粉是膳食中碳水化合物存在的主要形式，除此之外，我們還可以通過吃蔗糖、穀物、水果、堅果來補充碳水化合物。這種被機體大量需要的營養素，在食物中廣泛存在。甚至蔬菜中也含有碳水化合物，是不是匪夷所思呢？其實，蔬菜中含有的碳水化合物是纖維素，蔬菜中的碳水化合物具有獨特的優勢。雖然人體內沒有消化纖維素的酶，纖維素不能真正地被人體"吃掉"，但它可以促進腸胃蠕動，對人體大有益處。

含碳水化合物較多的食物，如糧穀類，除了富含碳水化合物之外，還含有膳食纖維、礦物質等營養素，如紅糖含有較多的鐵、鈣、鉀等礦物質，具有很高的營養價值，而且有利於體內酸鹼平衡；又如低聚糖包括低聚果糖、低聚乳糖、低聚異麥芽糖等，熱量低，具有調整腸道生態平衡的作用，被稱為"雙歧因子"，能促進體內有益菌的生長，抑制腸道致病菌和腐敗菌的繁殖。

在農業還沒有產生的時候，人類生活形態是採集狩獵模式的，也就是廣義的舊石器時代，這時的人們主要依靠採集野果野菜、獵取野生動物為主要食物來源，也有可能有食腐的傳統。但最主要的應該是狩獵吃肉，因為畢竟不是任何時候都有野菜野果可以吃，在漫長的冬天和春天裡，這些很難成為主要食物來源。這個時候的人類還沒有發現碳水化合物的物美價廉，所以也沒有把它當作食物的主要來源。

古典時期前後，有一些本來是長在有意栽培的作物旁的雜草之類的野生植物，這些植物被馴化，其中就包括黑麥和燕麥。穀類作物因為具有生長快、碳水化合物含量高、產量高的特點，進一步被廣泛種植。因此，今天的穀物佔人類消耗的全部卡路里的半數以上，並包括現代世界上 12 種主要作物中的 5 種——小麥、粟米、稻米、大麥和高粱。

在農業文明中，碳水化合物的主要來源因為地區不同而具有重大差異。我們已經看到，在許多地區，碳水化合物的主要來源是穀物。不過，在另一些地區，穀物的這一任務被根和塊莖類植物替代或分擔了。在南美洲，主食是木薯和甘薯；在安第斯山脈是馬鈴薯和圓齒酢漿草的塊莖；在非洲是非洲薯蕷；在東南亞和新幾內亞是印度洋—太平洋地區的薯蕷和芋芳。樹生作物主要有香蕉和麵包果，它們也是東南亞和新幾內亞富含碳水化合物的主食。

許多穀類作物蛋白質含量低，但這一缺陷可以由豆類來彌補，因為豆類的蛋白質通常高達 25%。因此，穀物和豆類一起為均衡飲食提供了許多必不可少的成分。許多地區穀物和豆類相組合馴化，標誌著許多地區糧食生產的開始，比如中國的稻米和小米與大豆和其他豆類的組合間種。

碳水化合物的吸收和利用

　　碳水化合物的消化是從口腔開始的，但由於在口腔停留時間短，消化有限；胃中由於是酸性環境，幾乎不消化碳水化合物。因此其消化吸收主要有兩種形式：小腸消化吸收和結腸發酵。消化吸收主要在小腸中完成。單糖直接在小腸中被消化吸收；雙糖經酶水解後再吸收；一部分寡糖和多糖水解成葡萄糖後吸收。在小腸不能消化的部分，到結腸經細菌發酵後再吸收。

　　碳水化合物的類型不同，消化吸收率不同，引起的餐後血糖水平也不同。GI（食物血糖生成指數）表示某種食物升高血糖效應與標準食品（通常為葡萄糖）升高血糖效應之比。劃分低、中、高 GI 食物的分界點是 GI 值等於 55、75。

　　葡萄糖被稱為"首要燃料"，可直接被機體組織所利用。尤其是大腦神經系統需要大量的能量來維持活動，約有五分之一的總基礎代謝發生在腦中，所以葡萄糖是機體中大腦的主要能源。在正常環境中，大腦的神經系統並不儲存能量，而是直接利用葡萄糖來維持生命活動，所以腦中沒有糖原這個中間物。如果注射過量的胰島素，會使葡萄糖驟然減少，並很快引起神經系統變化。當然，在飢餓狀態下，大腦也可以利用其他形式的燃料來維持生命活動，比如由脂肪酸轉變而成的酮體。

　　當食物提供的葡萄糖多於組織需要的時候，過量的部分最終轉化為脂肪，並且沉積在機體的脂肪組織上。用放射性同位素作為標記顯示，碳水化合物含量高的食物，葡萄糖轉化為糖原到脂肪酸的比例比正常組高出 10 倍。同位素的研究進一步顯示，機體中葡萄糖的轉化率比游離脂肪酸要低，游離脂肪酸能夠為機體組織提供的能量高出葡萄糖 2.5 倍。所以，即使對脂肪敬而遠之，吃很多碳水化合物以至超過自身需求，肥肉也會找上門來。

據世界衛生組織發佈的《世界衛生統計》顯示，2012 年，全球約有 5600 萬人死亡，其中，62 萬人死於暴力，80 萬人死於自殺，而 150 萬人死於糖尿病。另一份 2010 年的數據可能更說明問題，這一年，肥胖及相關疾病造成約 300 萬人死亡，相較之下，恐怖分子在全球造成的死亡人數是 7697 人，多數在發展中國家。對於一般美國人或歐洲人來説，含糖飲料對生命造成的威脅，遠比恐怖組織要大！因此，含糖飲料對人類的威脅不容忽視。

這樣吃碳水化合物才健康

美國科學家曾做過這樣一個有趣的實驗，讓一部分小學生在課前吃一些朱古力，另外一部分小學生甚麼也不吃，結果在下午上 1~2 節課的時候，吃朱古力的人裡面，100 人中僅有一兩個人打瞌睡。而沒有吃朱古力的人，卻有十一二人都在打瞌睡。此外，他們對數百名駕駛員的實驗也證實了這一點，當駕駛員們每天下午 2 點準時吃些巧克力、甜點或者甜飲料後，出車禍的概率比不吃的人要低得多。所以，碳水化合物是人體最直接的供能物質，這一點毋庸置疑。

無論是哪一種糖，都可以稱之為碳水化合物，都能給人體提供能量。比如葡萄糖等單糖，人體對其吸收非常快，能夠快速為人體補充能量，這類糖對急需補充能量的病人來説是非常適宜的。但是，由於單糖能夠很快被人體吸收，進入人體後血糖水平就會迅速升高。人的血糖水平，過高了不好，過低了也不好，如果長期吃單糖的話，體內的血糖就會長期處於高水平，最終可能引起糖尿病或者其他代謝類疾病。

飯局上常能聽到有人說："我不吃飯，我怕胖。"為了減肥而不吃主食，是很多人最常犯的錯誤，因為主食含有較多的碳水化合物，而碳水化合物在體內可以產生能量，所以很多人相信，只要不吃飯，或者只吃菜不吃飯，就能減肥。事實果真是如此嗎？答案是否定的。道理很簡單，碳水化合物是能量的主要來源，缺少它就會導致人體能量不足，只能用燃燒脂肪和蛋白質的方式來補充能量。但是在缺少碳水化合物的情況下，脂肪過度氧化會產生大量的酮體，引起酮症酸中毒；食物中的蛋白質如果也被用來燃燒產能，不僅浪費蛋白質的資源，同時大量蛋白質需要腎臟進行加工處理，這無疑又加重了腎臟的負擔，得不償失。

營養專家普遍認為，人們每天攝入的 50% 到 60% 的熱量應來自碳水化合物。由於碳水化合物的不同，慎重選擇飲食就成為我們需要考慮的問題。怎麼吃糖類才健康呢？答案很簡單，就是吃完整未加工、沒有精製的食物。這些食物中膳食纖維豐富，人體吸收比較慢，所以血糖生成指數偏低。它們通常是初級食物，沒有進行加工處理。糙米比精米好，新鮮果汁比瓶裝果汁好，馬鈴薯比薯條好。知道這一點，就能讓碳水化合物更好地為我們的健康服務。

維生素：龐大的微型家族

"很少卻很有用"是維生素的一大特點，只要超過需求量或者低於底線就會引起機體的異常反應。

維生素的前世今生

在機器轟鳴的 19 世紀中葉，人們開始使用蒸汽動力磨坊機加工稻穀，剝落其富含維生素的外殼。白米飯變得越來越普及，一種叫作腳氣病的疾病也隨之盛行起來。腳氣病使人的雙腿失去知覺，行走出現困難。在幾十年的時間裡，腳氣病的原因一直是科學家心頭的未解之謎。

到 19 世紀 80 年代，一個名叫克里斯蒂安・艾克曼（Christiaan Eijkman）的科學家發現雞可以出現一種類似腳氣病的狀態，為了找出病因，艾克曼決定把雞作為研究對象。多年來他一直認為腳氣病是某種細菌惹的禍，直到後來他發現，一窩病雞突然擺脫腳氣病的困擾而痊癒了。

原來，在艾克曼剛開始做這項研究時，這些雞吃的是荷蘭軍隊醫院的剩飯。"後來換了廚師，新來的廚子不讓民用雞吃軍用大米。"艾克曼博士如是説。雞開始吃未加工的大米後很快就恢復了健康，艾克曼博士意識到麩皮中含有生命所必需的物質，他也因這項研究獲得了 1929 年的諾貝爾生理學或醫學獎。

1912 年，英國生物化學家弗雷德里克‧霍普金斯（Frederick Gowland Hopkins）在研究報告中指出，以糖、脂肪、蛋白質和無機鹽配製的人工膳食，不能使動物正常生長，而加入少量新鮮牛奶後則能，於是推測牛奶中有附加因子，肯定了維生素的存在。這一成果引發醫學界針對維生素的研究熱潮。受此影響，壞血病的病因被找

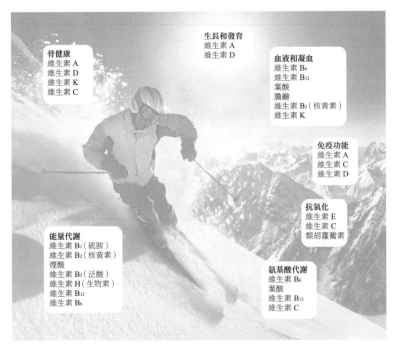

圖 2-9　維生素的作用

到——缺乏維生素 C；佝僂病——缺乏維生素 D；糙皮病——缺乏維生素 B₃，這些疾病也紛紛找到了解藥。同樣是 1912 年，波蘭出生的化學家卡西米爾·芬克（Casimir Funk）將這種神秘的化合物稱為"重要胺"（Vital amine），維生素（Vitamin，又名維他命）的名字就由此而來。

維生素是人和動物為維持正常的生理功能而必須從食物中獲得的一類微量有機物質，在人體生長、代謝、發育過程中發揮著重要的作用。自從人類發現維生素後，就把隨後發現的功能類似的物質歸納在一起，經年累月孕育出龐大的維生素家族。

維生素是個龐大的家族，目前所知的維生素就有幾十種。與必需脂肪酸、必需氨基酸的概念如出一轍，人體不可合成而必須通過食物補充的維生素被戴上"必需維生素"的帽子：包括 4 種脂溶性維生素——維生素 A、D、E、K，9 種水溶性維生素——8 種維生素 B 族和維生素 C。

雖然在人體內含量及需求量甚微，但是維生素之於人體的功用不容小覷。維生素常以輔酶的身份參與體內糖、蛋白質和脂肪的代謝，是"能量釋放的助燃劑"。簡單地打個比方，人體就像一輛汽車，蛋白質、脂肪與碳水化合物就像汽油，而維生素則是火花塞。沒有汽油，汽車就無法開動；但如果沒有火花塞打火，再多的汽油也都沒有用。人體一旦缺乏維生素，運轉起來，就會力不從心，如維生素 B 缺乏具體表現為易疲乏、食慾不振、反應遲鈍等症狀。

維生素的體內遊記

　　大部分維生素不能由人體直接合成，必須以維生素原的形式通過食物攝取，再經過反應轉變為維生素被人體利用。許多植物含有的類胡蘿蔔素具有與維生素 A_1 相同的環結構，在體內可轉變為維生素 A，我們將這種類胡蘿蔔素稱作維生素原。比如大家熟知的胡蘿蔔中富含的 β- 胡蘿蔔素，是轉換效率最高的維生素 A 原。與其他脂溶性維生素一樣，這一過程在小腸黏膜細胞內進行，在與脂肪酸結合後逐步進入血液被人體吸收。由此可見，脂溶性維生素的吸收依靠脂肪酸的充足攝取，且消化與吸收過程中膽汁的參與必不可少。在

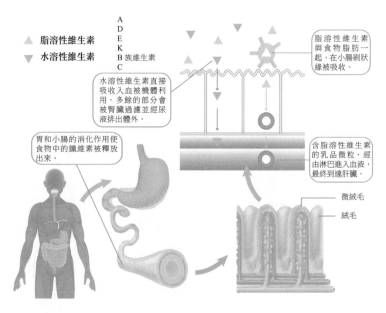

圖 2-10　維生素的吸收途徑

　失衡 —— 為甚麼我們無法擺脫肥胖與慢性病

膽囊摘除手術後，患者常常出現脂肪瀉，並且出現一系列脂溶性維生素的缺乏症狀。

同樣是脂溶性維生素的維生素 D，人體可以合成少量但不足以滿足自身需求。曬太陽使存在於皮膚中的維生素 D3 前體 7- 脫氫膽固醇轉變為維生素 D3 原，再轉化為維生素 D3；另外肉食也是攝入維生素 D 的一條途徑。依次經過肝臟和腎臟的兩次羥化反應加工，維生素 D 才變為可以直接被人體利用的活性形式。

水溶的維生素 C 通常在小腸上部被吸收，而僅有少量被胃吸收，同時口中的黏膜也吸收少許。未吸收的維生素 C 會直接轉送到大腸中，無論轉送到大腸中的維生素 C 的量有多少，都會被腸內微生物分解成氣體物質，無任何作用，所以身體的吸收率固定時，攝取多了也會被浪費掉。

維生素平衡：過多過少都不行

獲得維生素的方法不外乎兩種：自己製造和通過食物攝取。我們最原始的祖先微生物很有可能 "白手起家，豐衣足食"，製造了自身所需的大部分維生素，但慢慢地這種能力消失了 —— 我們的靈長類祖先大約 60 萬年前失去了製造維生素 C 的能力。不過，這些靈長類祖先並不需要自己製造維生素 C，因為它們經常吃水果。再後來，我們狩獵採集社會的祖先從他們殺死的獵物和採集的植物那裡獲取了充足的維生素。

但隨著農業的興起，人們開始更多地攝入小麥和粟米等維生素貧乏的穀類作為食物。隨後工業革命的浪潮席捲而來，生產流水線上包裝精美的加工食物越來越多地走進我們的廚房、餐桌、食品櫃，即便是那些宣稱補充維生素的麵包等食物也不能解救當代人攝入維生素失衡的困境。

伴隨著飲食愈加精細化，人類也給自身帶來了罹患與維生素有關的疾病的風險，中國人 B 族維生素缺乏的現象非常普遍。中國人的主食是精細的米麵，粗糧很少，種子類食物更缺，也沒有吃小麥胚芽、酵母的習慣。一般的植物當中 B 族維生素主要存在於穀物的皮、殼當中，在糧食加工過程中大部分都流失了。因此現代人的飲食結構導致了人體無法從食物中獲取足夠的 B 族維生素，所以大多數人都因為處於缺乏 B 族維生素的狀態而出現體內排毒能力下降，血糖開始不穩定，蛋白質、脂肪代謝受阻，各種酶活性缺乏，新細胞生長緩慢的現象；細胞膜、組織膜、關節膜、腦膜也因為 B 族維生素的缺乏，而造成脂類吸收下降，形成所有生物膜的損傷。

過高劑量地攝入維生素常常會引起中毒，其中以維生素 D 中毒較為多見，每天服用 60000IU（約為 1.25 毫克）就會出現此狀況。在營養攝入狀況良好的情況下，許多人仍決定額外補充維生素。其實，近兩年關於維生素對身體危害性的報道還有很多：比如常年攝入高劑量的維生素 D 會增加老年女性骨折的概率；服用維生素 B_{12} 加葉酸會增加患肺癌的概率等。2011 年發表在權威醫學刊物《美國醫學協會雜誌》（ *The Journal of American Medical Association* ，JAMA）的研究表明，長期額外服用維生素 E 會增加男性患前列腺癌的風險。另外一篇同時期發表在《內科學紀要》（ *Archives of Internal Medicine* ）的文章則從女性的角度闡述了額外攝入維生素和各種微量元素對健康的影響。在對 38000 多名平均年齡為 61.6 歲的老年女性進行了長達 20 年的跟蹤調查後，研究者發現，補充複合維生素製劑並沒有減少心臟病、中風及各種癌症的發生率。因此，絕大多數人並無補充維生素的必要，只有在有明確的醫學需求時，才應該補充維生素製劑。

關於應不應該補充維生素制劑，美國《內科醫學年鑒》（*Annals of Internal Medicine*）曾發表過一篇文章，文章中，美國約翰斯·霍普金斯大學和其他研究機構的研究人員強烈反對額外補充維生素，認為工業化國家絕大多數居民日常生活已經攝入足夠的營養，額外補充毫無益處。而哈佛大學的沃爾特·威利特（Walter Willett）教授則持反對意見，認為維生素缺乏現象十分普遍，維生素補充劑恰恰彌補了營養不足。

事實上，營養學是一門複雜的科學，世界上不存在一個適用於所有人的營養公式。而維生素就像是一把雙刃劍，對於機體是利是弊取決於個體的身體狀態。我們既不能把口服維生素製劑一棒子打死，也不能盲目地把它作為延年益壽的保養良方。比如，同樣是葉酸，老年人長期服用可能會增加死亡率，而年輕的懷孕女性服用卻對身體和嬰兒有好處。再者，從維生素對健康有損害的案例中不難發現，高劑量是關鍵因素。可惜的是，我們到底每天應該攝入多少維生素才合適，至今也沒有定論。

自然飲食才是最健康的補充維生素的方式。建議大家注重飲食均衡，用肉、蛋、蔬、果中天然的營養物質來滿足身體的日常需求，盡量不要長期服用額外的維生素藥劑。如果存在某種維生素缺乏或身體有特殊需要的情況，也應當遵從醫囑，小心補過量。

礦物質：微量之重

> 人體對它們的需求量甚少，卻不可或缺；它們可以作
> 為許多酶的激活劑；它們構成體內的重要載體並參與體內
> 電子傳遞；它們參與激素和維生素的合成；它們影響生長
> 發育、免疫系統的功能。它們就是微量元素與礦物質。

礦物質的常量與微量

60 多種化學元素參與組成了我們精妙的人體，除去氧、碳、氫、
氮約佔人體重量的 96% 以外，磷、鈣、硫、鈉、鉀、氯、鎂佔據了
人體餘下重量的 98.75%。我們把上面提到的這 11 種元素稱為人體
的常量元素。微量元素呢，指的就是低於人體體重 0.01% 的礦物質。
微量元素是礦物質元素的一部分，礦物質元素還包括常量元素。

世界著名的"第四統計力學"和"生命動力學"的創立者，中
國傑出的量子化學家金日光教授運用自己所創立的學說，第一次將
"元素週期表"中的元素做了與人類生命相關程度的深入研究和實
驗，並按八大生命相關元素群體進行了全新意義的界定，最終確認

銅、鐵、硒、鎳、鉬、鈦、鍶、鍺、錳、釩、鋅等 11 種微量元素是人類生命最為重要的。這 11 種微量元素被金教授稱為"生命動力元素"，在人的整個生理活動中發揮著催化和激活生命動力的作用。

礦物質是構成人體各組織的重要材料，如鈣、鐵、鉀、磷、鎂是骨骼、牙齒的重要組成元素。對大腦和肌肉至關重要的神經信號的傳送需要依靠鎂、鈣、鋅以及鉀。鈉、鉀是細胞內外液的重要成分。氧氣在人體內的傳輸是由一種鐵化合物完成的。鉻元素有助於控制人體內血糖的水平。體內所有的修復過程、活力的恢復以及發育都離不開鋅。硒和鋅均有助於增強免疫力。人體內的新陳代謝，每天均有一定量的礦物質參與，礦物質攝入不足將給人體造成很多疾病，如骨質疏鬆、貧血、消化不良、惡性腫瘤等。

我們每天都需要足夠量的鈣、鎂、鐵等多種礦物質元素，水果和蔬菜可以提供大量的鉀以及少量的鐵。鈣通常大量存在於乳製品中。所有的"種子類"食物中都富含鋅、鐵、錳和鉻，這些食物包括植物種子、堅果、小扁豆、乾蠶豆以及豌豆、紅花菜豆、粗糧甚至還包括椰菜。硒元素常見於海鮮、堅果、海藻以及植物種子，特別是芝麻中。

人體內的蛋白質中也有微量元素的身影。1978 年，美國科學家鑒別出穀胱甘肽過氧化物酶的活性中心是硒半胱氨酸（SeCys），即半胱氨酸的硫原子被硒原子取代。穀胱甘肽過氧化物酶能催化氧化型穀胱甘肽變為還原型，使有毒的過氧化物還原成無毒的羥基化合物，從而保護細胞膜的結構及功能不受過氧化物的干擾及損害。由於其在人體中的重要作用，硒半胱氨酸被稱為第 21 個氨基酸。

同樣在體內含量甚微的維生素和礦物質存在一些區別：維生素為有機化合物，而礦物質為無機化合物。維生素是從生物體中製造出來的有機化合物，被機體充分利用後會轉變成二氧化碳和水；而礦物質則蘊含在土壤、石頭中，生物體通過從土壤中直接攝入而貯存在體內。

礦物質攝取過多會引起人體中毒，其最小有效量與中毒量之間的差距很小，稍有過量即可引起中毒症狀。而維生素攝入過量引起中毒的機會很小，除脂溶性維生素 A、D 外，其他維生素的最小有效量與中毒量之間的差距很大，不至於引起中毒就已被排出體外。鈣是唯一不會引起中毒的礦物質，其他礦物質攝入過量均會引起中毒反應，因此，補充時要特別注意劑量。

維生素和礦物質是良好的夥伴，它們在體內相互配合，共同發揮作用，保障人體健康。比如，在補充維生素 D 時，必須同時補充鈣質，使維生素 D 在體內活化而發揮作用，以促進鈣質的吸收。

微量之重

1935 年，中國在黑龍江克山縣發現了克山病（地方性心肌病），此病在東北地區發生率非常高。中國營養學及微量元素研究專家對克山病進行了多年的研究，發現缺硒是誘發克山病的主要原因。通過對十多個省市、310 個病區進行補硒，克山病最終得到控制，微量元素的重要性也第一次被人們所認識。2000 年，國內有研究檢測

109 例不同胃部疾病胃黏膜中鐵、錳、銅、鈷、硒、鎂 6 種不同微量元素的含量。結果顯示，胃癌組中鐵、銅、鈷的含量明顯高於其他胃部疾病，這表明胃癌的發生、發展與微量元素鐵、銅、鈷之間存在一定的關係。

微量元素含量的改變可以引起代謝紊亂，因為這些元素參與新陳代謝的調節。某些微量元素的缺乏會引起體內代謝紊亂，進而引起肥胖，最終使人罹患心血管疾病和糖尿病等代謝性疾病。2016 年，刊登在《生物微量元素研究》上的一項在沙特阿拉伯進行的研究探討了微量元素不足與肥胖和糖尿病的關係。實驗招募了 65 名患有糖尿病的肥胖女性，47 名非糖尿病的肥胖女性和 70 名體重正常的女性作為志願者。在獲取臨床及家族病史和體檢記錄等信息後，研究人員對參加實驗者的頭髮中的硒、鋅、銅、錳、鐵的水平進行了分析，並進行了空腹血糖、糖化血紅蛋白、血脂分析。研究結果顯示，肥胖女性頭髮中鋅、錳、鐵、硒和銅的水平顯著下降。此外，糖尿病婦女同樣出現鋅和鐵水平下降。這提示微量元素的生物利用度減少或重新分配，可能是導致肥胖和糖尿病代謝紊亂的誘因。

如今，微量營養素失衡影響著全世界超過 30 億人的生活，帶來健康狀況差、工人生產率低、死亡率和發病率高等負面作用。如果孕婦微量營養素缺乏，可能導致所生嬰兒認知能力永久性損傷。糧食系統營養崩潰的國家將面對國家發展勢頭減弱，人口增長率持續飆高以及國內出現大量貧困人口的惡性循環。

我們的糧食系統在全球沒有提供足夠的均衡營養產出，以滿足每個人的營養需求，特別是發展中國家資源貧乏的婦女、嬰兒和兒童。現代農業體系有部分責任，因為它從來沒有把營養產出作為其生產系統的明確目標。事實上，許多農業政策促使一些國家窮人的營養和飲食多樣性下降。也許我們可以期待一個新的農業和營養模式，將農業生產與改善人類健康、生計和福祉緊密聯繫起來。

由於微量營養素濃度在主要糧食作物中通常較低，例如水稻、小麥、粟米、豆類和木薯，科學家們目前正在進行研究以理解和操作微量營養素的合成，改善作物營養品質。

"營養基因組學"指的是植物生物化學，是基因組學和人類營養的界面處的工作。基因組測序項目提供了用於鑒定具有營養重要性的植物生物合成基因的新方法，研究人員正準備把存在於植物中控制合成微量營養素的基因提取出來，想辦法使其在主食作物中適量表達，以解決目前的"隱性飢餓"問題，改善人類健康。如高 β- 胡蘿蔔素金黃色稻穀、高鐵蛋白 -Fe 稻穀等的理論研究。現有研究表明，在這些主要糧食作物的基因組中可獲得微量營養素富集性狀，這可以允許大量增加鐵、鋅和前體維生素 A 類胡蘿蔔素以及其他營養物和健康促進因子的水平，而不會從負面影響作物產量。

過猶不及

微量元素過多也能導致諸多疾病的發生。適量的鈣攝入可以促進人的骨架、牙齒的發育，增加細胞的通透性等，但是如果過量補充則會引起高鈣血症，使人出現軟弱無力、食慾不振、嘔吐腹瀉等症狀，而且過量的鈣可能導致腎結石，所以結石患者要少喝礦泉水。鋅元素補充過多，不但會影響身體其他微量元素的正常吸收和利用，而且還可能引起身體組織的損傷。鐵元素攝入過量可能會引發肝硬化和糖尿病，急性鐵中毒者還會迅速休克，嚴重者甚至會有生命危險。碘元素補充過量，則會出現脫髮、指甲變脆、易疲勞、胃腸功能紊亂、浮腫、不育等症狀。

此外，一些礦泉水中還含有極微量的鉛、汞、鎘等有毒有害元素，因此，作為生產企業，在積極開發多種礦泉水的同時，應當嚴格把關，最大限度地分離或除去有害微量元素。

膳食纖維：人體的清道夫

> 它是一種多糖，卻不屬於碳水化合物，它既不能被胃
> 腸道消化吸收，也不能產生能量，但它對人體卻極為重
> 要，它就是膳食纖維。

膳食纖維的真相

約萬餘年前，最早的農業社會建立後，人們在開始選擇高脂肪
動物食品的同時，仍大量食用高纖維的植物性食物充飢。直到發明
了穀類粗加工工藝後，埃及人第一次吃上了"白麵包"。之後，注重
健康的古希臘人發現吃全穀粒黑麵包時大便量增加，這是最早人們
對於"粗纖維"的認識。此後，在一段很長的時期內，人們對膳食纖
維的認知，反覆游弋於"粗糧"與"細糧"之間。

1838 年，法國科學家安塞姆・佩恩（Anselme Payen）將纖維
素水解成纖維素三糖、纖維素二糖，發現最後一個產物是葡萄糖單
元，這是科學家第一次分離並命名纖維素。設立於 1962 年的安塞
姆・佩恩獎是國際纖維素與可再生資源材料領域的最高獎，該獎項
正是為了紀念安塞姆・佩恩而設立的。

20 世紀 50 年代末期，歐美國家組織專家團進入文明病發病率極低的非洲進行考察。他們發現，非洲人過著一種近似原始人的生活，沒有牛排、牛奶、可口可樂、炸雞腿和漢堡包，更沒有舒適乾淨的衛生間，人們大便時很隨便地找個地方一蹲，所以非洲人的糞便隨處可見。有趣的是，考察人員發現非洲人的排便量很大，每次在 1 千克左右，與牛糞很相似，還沒有臭味。這引起了考察人員極大的興趣。當時參與考察的科學家在日記中寫道："這裡的人們沒有便秘，慢性腸炎也很少見，糖尿病、高血壓、高血脂、腸癌在這裡更是很少見到。"而非洲人之所以如此，與其飲食中含有大量膳食纖維有關。

從 20 世紀 60 年代以來，"膳食纖維"作為一門全新的營養科學進入世界科學界的視野，到 2015 年，新版《2015 年美國居民膳食指南》建議公眾應該多吃蔬菜、全穀食物、豆類、堅果和植物種子等富含膳食纖維的食物，膳食纖維在人們心目中的地位逐步提升，從被無視直到變成了餐桌上頗受歡迎的食物。

膳食纖維千姿百態，或存在於植物的細胞壁，或藏身於細胞與細胞之間，隨著植物的成熟，其中交織著木質素，包括纖維素、半纖維素、果膠、藻膠、樹膠、木質素的龐大膳食纖維家族，廣泛藏身於粗糧、乾豆、蔬菜、水果、海藻、菌類等植物中。

膳食纖維：可溶或不可溶於水

膳食纖維通常是指植物性食物中不能被人體消化吸收的那部分

物質。從化學結構上看膳食纖維也屬於碳水化合物的一種，但以前人們一直認為它們是食物中的殘渣廢料而不加重視。近年來的多項科學研究表明，不少疾病的發生與缺少膳食纖維有關，膳食纖維才得以嶄露頭角，並隨著人類進食的日益精細而越來越受到人們的青睞。

按照化學結構，膳食纖維分為纖維素、半纖維素、木質素和果膠四大類，它們不能被人體吸收，卻在體內發揮重要作用，擔當了健康衛士的角色。根據膳食纖維在水中的溶解性可以劃分為可溶性纖維和不可溶性纖維兩大類，前者包括水果中的果膠，海藻中的藻膠以及由魔芋中提取的葡甘聚糖等。魔芋盛產於中國四川等地，主要成分為葡甘聚糖，其能量很低，吸水性強，在體內吸水後可以膨脹到30~500倍。很多科學研究表明，魔芋有降血脂、降血糖及良好的通便作用。

不可溶性纖維包括纖維素、木質素、半纖維素等，主要存在於穀物的表皮、全穀類糧食（其中包括麥麩、麥片、全麥粉及糙米、燕麥、蕎麥、莜麥、粟米麵等）以及水果的皮核、蔬菜的莖葉、豆類及豆製品等食物中。

可溶性纖維在胃腸道內與澱粉等碳水化合物交織在一起，延緩它們的吸收和胃的排空，因此可以起到降低餐後血糖的作用，還能對腹瀉者有一定緩泄的作用。不可溶性纖維對人體的作用首先在於促進胃腸道蠕動，加快食物通過胃腸道的速度，減少在胃腸內的吸收。其次，不可溶性纖維在大腸中能夠吸收水分、軟化糞便，從而起到防治便秘的作用。

膳食纖維是目前營養學界認定的第七類營養素。英國、美國及一些亞洲國家學者提出，膳食纖維每日的攝入量應為 20 克 ~35 克。

中國人的傳統膳食常以穀類食物為主，並輔以蔬菜、水果，所以本無缺乏膳食纖維之虞。但隨著生活水平的提高，食物越來越精細化，動物性食物所佔比例大大增加，膳食纖維的攝入量卻明顯降低了。因此，適當增加膳食中穀物，特別是粗糧的攝入是有益於營養平衡的。

膳食纖維好處多

膳食纖維有刺激腸道蠕動、增加腸內容物的體積、減少糞便在腸道中停留的時間等作用。增加膳食纖維攝入量，能有效地防治便秘、痔瘡，預防結腸癌、直腸癌。膳食纖維還能減少脂肪、膽固醇在腸道的吸收，並促進膽固醇和膽酸隨糞便排出，因而有降血脂、降膽固醇的作用。增加膳食纖維的攝入，還具有減輕肥胖、預防乳腺癌和改善口腔牙齒功能等作用。

通常，膳食纖維通過吸收水分，使食物殘渣變得蓬鬆，可以更輕鬆更快速地通過消化道排出，以發揮其潤腸通便的神奇效果。這樣一來，食物殘渣在體內停留的時間變短，也就降低了感染的風險。尤其是當我們攝入肉類過多時，搭配一些蔬菜水果是必需的，因為如果肉類在身體裡停留時間超過 24 小時，就有可能變質，會產生致癌物質引起細胞變異，而膳食纖維縮短了食物殘渣在體內的時間，能夠降低出現這種情況的概率。因此，如果你是一個無肉不歡的「吃貨」，那必須要確保食物中同時含有大量的膳食纖維。

近日，科學家還發現纖維素中某種化學分子可幫助人們控制食量，這意味著防治肥胖症的研究又向前邁進了一步。這種化學物質是醋酸鹽，它將幫助很多人擺脫肥胖症的困擾。當人們食用大量的蔬菜時，結腸中會產生大量醋酸鹽，能給大腦傳輸停止進食的信號。研究表明，患肥胖症的主要原因是人們現在所吃的食物中醋酸鹽含量太少。原來，食物中的纖維素不僅能夠給身體帶來很多好處，我們還可以希望這些好處能夠應用於肥胖症的治療。

　　一項發表在《細胞》雜誌上的新研究告訴我們，平常吃飯不注意攝入足夠的膳食纖維，我們就有可能被體內的小生靈"下毒手"。還記得科幻電影《異形》中，恐怖的外星生物寄生在一名星際運輸艦上的船員體內並最終將這個倒霉蛋殺死後破體而出嗎？被體內的生物從裡到外吃掉，想想都覺得很可怕很科幻對不對？這也許並不僅僅是作家們腦洞大開的產物。當食物營養均衡被破壞後，腸道菌群構成會發生變化。密歇根大學醫學院的生物學家埃里克·馬爾滕斯（Eric C. Martens）等人發現，在缺少膳食纖維的"饑荒"狀態下，某些腸道菌會對腸道內的黏液層"磨刀霍霍"。利用小鼠模型，研究者觀察到了這些印象中與人無害的腸道菌的"另一面"。

　　在基因組已經被測序的腸道菌中，至少有四種細菌能夠通過"吃掉"黏液屏障中高度糖基化的蛋白質 —— 黏液素 —— 來生存。馬爾滕斯等人證實，在黏液層受損後，一種必須穿過腸上皮才具有毒性的細菌 —— 鼠檸檬酸桿菌（citrobacter rodentium）能夠對小鼠造成更大的傷害，甚至致命。另一個嚴重的問題是，黏液層厚度的減少和細菌活動的異常將會導致細胞通信的紊亂，最終造成器官功能的減弱：膳食纖維去除的兩組小鼠，結腸長度都發生了縮短。在這種情況下，消化功能的受損幾乎是無可避免的。

相比在小鼠模型體內那區區 14 種腸道菌，人類具有更為複雜的腸道菌群和更為強大的免疫系統。對於食譜變化，我們的耐受度也許會更強些。但這些發生在小鼠模型身上的變化無疑能為我們敲響警鐘：如果對日常飲食不加注意，膳食纖維缺乏的情況在生活中長期持續下去，我們腸道菌群的正常運作也同樣可能緩慢崩塌，進而危害整個機體的健康。我們吃下的每一頓飯都不能只是滿足口腹之需，而無視腸道裡微生物們的存在，否則終有一天會為自己的行為買單。

膳食纖維並非多多益善

每年春天，醫院門診中不難發現許多因為過量食用春筍等高膳食纖維食物引發胃腸道疾病的患者，嚴重者甚至引發了胃穿孔。因為大量食物在短時間裡進入胃腸，再加上膳食纖維極度膨脹，胃壁肌肉失去彈性而不能蠕動，發生了急性胃擴張。患者會感覺上腹部膨脹、噁心，出現反射性嘔吐。如果是本來就患有胃及十二指腸潰瘍病的患者，很可能發生急性胃穿孔。

雖然營養學專家們經常鼓勵我們多攝入一些膳食纖維，但也不能走另一個極端，即攝入過多的膳食纖維，我們必須把握一些原則。

第一，一定要注意在增加膳食纖維攝入的同時，喝下足夠的水。在攝入膳食纖維時，如果沒有同時攝入足夠的水分，很可能會發生腸梗阻。另外，如果膳食纖維分子的結構太大，有些人在攝入後會有排便困難或不適。這時就不要一次性攝入大量的粗大的膳食纖維，可以改為食用含有果膠等可溶性膳食纖維的食物，如胡蘿葡、蘋果等，還要以少量開始而逐漸適應。

　　第二，為了維持正常的排便，每天一定要攝入足量的膳食纖維，但並不是無限量的，應該根據個人的具體情況做出調整。由於膳食纖維有降低血糖和改善糖耐量的作用，故每攝入 1000 千卡的熱量，糖尿病人可以補充 8 克 ~12 克的膳食纖維。一般正常人最多為 25 克，兒童和老年人最多為 18 克。

　　此外，膳食纖維有阻礙、減緩消化與營養吸收的副作用，過多食用膳食纖維會導致腹部不適，如增加腸蠕動和增加產氣量，影響其他營養素如蛋白質的消化以及鈣、鐵的吸收。因此，胃氣不強的人，吃了粗糧就會感覺胃不舒服；本身缺乏礦物質的人，也會因為過量攝入膳食纖維而加重病情。

平衡營養的 N 個維度

素食主義者喜歡拿一些壽命很長的高僧舉例，其實，他們並非純素食。他們的素食類型應該被稱為"新素食主義"，即在豐富的素食基礎上，合理搭配豆製品、蛋類。換作我們普通人，更應該添加優質的魚肉，只有這樣，才能保證膳食平衡，讓身體保持健康。

為甚麼要樹立平衡的觀念

在從人類古猿進化到現代人類的幾百萬年的時間裡，人類以採集狩獵為生，食物來自野生動植物，以動物性食物為主，各種維生素和礦物質均衡豐富。人類在農業革命時期學會了農耕畜牧，提升了人類整體改造環境的力量，但對許多個體而言，生活反而變得更為艱苦。農民的工作比起狩獵採集者更為繁重，而且取得的食物種類變少、營養不均衡，染上疾病與受到剝削的可能性都大增。

自農業化以來我們的飲食營養模式發生了巨大的轉變，動物性食物攝入減少，穀物類食物大量增加，並且食物種類減少，碳水化合物攝入增加，營養跟不上身體的需求。而步入工業社會，食物變得愈加精細，熱量高的蛋白質和脂肪佔比顯著增加。由此可以得知，如飲食營養和人類健康二者不相適應，要麼會營養不良，身體虛弱；要麼是營養過剩或不均衡，最終將導致糖尿病、心血管疾病、癌症、肥胖等多種與營養相關的疾病的發生。

在漫長的歷史長河中，中國的飲食文化源遠流長，也是最早提出膳食指導的國家。此前的一段時間，由於物質極大豐富加上早期人們對於營養知識的匱乏，我們曾經付出慘痛的健康代價。因此，平衡營養的觀點成為指導現代生活的一個重要的戰略概念。

重視營養科普，讓人們接受平衡膳食的主張，可以預防許多疾病。採取有效的營養措施，能大幅度降低非傳染性疾病的發生率和死亡率。例如，北歐國家芬蘭，有一個省的非傳染性疾病的發病率很高，芬蘭將該省作為這些疾病的重點防治試點省，5 年內用於宣傳教育和防治措施的經費約為 100 萬美元，此後該省居民因心肌梗死、腦血栓、腦溢血發生偏癱的患者數目大幅度減少，5 年內總共節省了 600 萬美元的醫療支出，這是一個非常鮮活的例子。

平衡營養與社會發展

糧食政策是一個國家營養戰略最直觀的反映。第二次世界大戰是糧食新政策的建立期。第二次世界大戰後，整個歐洲，甚至整個世界的糧食都供應不足、農業發展停滯。各國紛紛加大農產品生產力度，糧食生產效率得到很大的提高，同時將國家農業生產作為國家安全問題之一。

當糧食生產的供應量超過需求量，農業生產的地位並沒有被忽視，相反，變成了全球範圍內政治與經濟博弈的重要手段。糧食貿易制裁和糧食援助一直是國際外交的工具，由此可見營養在每個國家的重要性。

當糧食問題初步解決之後，營養學家將他們的科學興趣轉移到發展中國家兒童營養不良的研究，以及營養過剩的副作用方面。農業集約化和食品工業化導致了食品供應的革命，大幅促進了肉類、牛奶、黃油和糖的生產和消費。相應地，與膳食變化相關的心血管疾病的升級緩慢地改變了公共衛生政策。

現在，中低收入國家由於進口西方飲食並受西方文化習慣的影響，心血管疾病更多。糖尿病和心血管疾病的顯著升級，特別是目前和以前遭受營養不良的人群，現在顯示出對這些疾病的不同尋常的易感性，這種易感性越來越與胎兒營養不良和後來不適當飲食有關。健康負擔的驚人升級表明，世界三分之二的人口對體重增加、糖尿病、心血管疾病和許多癌症超級敏感。關於表觀遺傳學和胎兒響應不適當的母體飲食的結構變化的新證據提供了解釋這一點的機制。不幸的是，母親和胎兒表觀遺傳變化的惡性代際循環似乎預示著明顯增加的未來疾病負擔。營養領域因此不僅在科學方面，而且在具有巨大經濟意義的公共衛生方面受到挑戰。

營養平衡的面紗

人體構成可以分為 6 個水平，營養平衡是保證這 6 個水平穩定協調的基礎。

首先是元素水平，人體是個極為複雜的有機體，卻是由無機元素組成的，當科學家把人體的所有構成恢復為最本質的狀態時，發現人體只不過是由碳、氫、氧、氮、硫、磷、鉀、鈉、鈣、鎂等元素組成的，外加一些微量元素如硒、碘等。

其次是分子水平，人體內超過 60% 都是水分子，位居其後的是蛋白質和脂肪等分子，另外體內還有少量的糖以及礦物質分子。分子之間互相轉化，以滿足生理活動所需，正常的人體每時每刻都要保持機體內分子含量的動態平衡。

第三是細胞水平，人體內的細胞有數千種，個數甚至以億萬為單位進行計算，它們夜以繼日地不斷更新換代，長壽者如神經細胞壽命可與機體相同，短命者如人體腸黏膜細胞只有區區一天半，細胞是生命活動的基本單位，它們各有其自身功能，當然正確行使功能的前提是要有均衡的養料供應。

第四是組織水平，各種形態和功能相似的細胞聚集而形成了各種功能不同的組織。人體最大的組織是肌肉群，包括心肌和內臟，其次是脂肪組織，佔體重的 10%~12%，另外還有如神經組織、淋巴組織、結締組織等。所有組織為生命活動的正常進行提供相應的保障，這就要求各種營養物質在各組織中保持適宜的濃度，以最大限度地發揮其效能。

第五是系統水平，許多器官協同作用，共同完成連續的基本生理功能，這些器官就組成了一個系統。人和其他高等動物都具備八大系統，即神經系統、呼吸系統、消化系統、循環系統、泌尿系統、運動系統、生殖系統、內分泌系統。在神經系統和內分泌系統的調節下，這八大系統互相關聯、相互制約，共同完成生命體的全部生命活動。

最後是整體水平，中國古代醫學早就強調天人合一的思想，強調人的整體性，治病要治整體，營養的攝取也要從機體的整體需求去考慮，這在今天仍具有極大的啟發意義。

當今學者對於人體健康的定義為：健康不僅是沒有病的存在，而且要有最佳的生理功能、最佳的創造力和社會貢獻，包括長壽等。要做到這些，必須以平衡營養的觀點，從這 6 個方面著手。而營養物質是保證上述 6 個水平平衡的唯一源泉。

世界上有許多關於科學的營養改變一個民族、一個國家前途的事例。印度用牛奶完成了"白色革命"，一杯牛奶強壯一個民族，展示了發展中國家推行科學營養、提高健康素質的成功經驗。而北歐國家挪威卻依靠"一勺野生鱈魚肝油，強壯了一個國家"，挪威根據其國情，強調學生每天要吃一勺野生鱈魚肝油，結果大大提高了這個位於北極圈內國家的居民的人均壽命和健康水平，挪威現在已經是世界上著名的長壽國家。這些措施都是根據當地水土條件與人們的營養狀況制定的，是國家從政策層面對於居民營養平衡的良性干預，有利於國民健康和體魄水平的不斷提高。

熱量營養素平衡與氨基酸平衡

當熱量營養素提供的總熱量與機體消耗的能量平衡時，攝入的三種熱量營養素分別給機體提供的熱量為：碳水化合物佔 50%~60%、脂肪佔 20%~25%、蛋白質佔 10%~15%，在此前提下，各自發揮特殊的作用，並相互起到促進和保護作用，這種總熱量平衡、熱量比例也平衡的情況稱為熱量營養素構成平衡。三種熱量營養素是相互影響的，總熱量平衡，比例不平衡，也會影響機體健康。

食物中蛋白質的營養價值，取決於食物中必需氨基酸的數量和比例，只有食物提供的必需氨基酸的比例與人體所需的比例接近時，才能有效地合成人體的組織蛋白。比例越接近，生理價值越高，生理價值接近 100 即 100% 被吸收時，為氨基酸平衡食品。除人乳和雞蛋外，多數食品是氨基酸不平衡食品。所以，應大力提倡食物合理搭配，提高蛋白質的利用率和營養價值。

此外，日常飲食中也要注意葷素平衡。植物性食物含纖維素多，脂肪少，會抑制鋅、鐵、銅等重要微量元素的吸收；動物性食物含有植物性食物中缺少的營養成分，可以彌補素食的不足，但如果攝入過多，會引起高脂肪、心臟病等疾病。隨著生活水平提高，食物愈加多樣，人們的選擇餘地很大，因此，葷素平衡也是需要考慮的內容。

近些年來，一些社會知名人士引領了素食主義的潮流。其實，從營養平衡的角度看，素食主義並不可取。因為人體的正常代謝過程中，七大營養物質是必需的，植物性食物中幾乎沒有維生素 B_{12}，長期吃素容易導致蛋白質、鐵等營養物質不足。而且，吃素並不能避免慢性病的發生。一項針對寺院僧人的研究表明，素食者同樣會患上糖尿病、高血壓等慢性病，甚至比例並不低於普通人群。對於摒棄蛋奶，僅食用主食、豆製品、蔬菜水果的純素食主義者，骨質疏鬆則明顯高於半素食和正常飲食者。

營養平衡是擺脫肥胖的唯一捷徑

　　似乎每個人都能説出肥胖的各種危害，於是順理成章地想要控制體重，那麼就試試節食減肥吧？這一定是大多數對著體重秤扼腕歎息的人曾有的想法。事實早已證明，快速節食經不起時間的考驗，只要一恢復以前的飲食和生活習慣，很快就會反彈。一如北京天壇醫院原心內科主任、現衛生部特聘健康教育專家劉玄重教授的一個比喻："因為短期節食而離開你的脂肪，就像出去旅遊度假一樣，總是要回來的。"那就試試減肥藥吧？當你挨個了解琳琅滿目的減肥產品時，又被誇張炫目的廣告語迷惑住了——"月瘦 50 斤！無效全額退款"，然而事實是：世上沒有免費的午餐。想要健康、想要纖體，就要平衡營養、合理膳食，就要適當運動，保持良好的生活習慣。

　　香奈兒的首席設計師卡爾·拉格費爾德（Karl Lagerfeld），64 歲時決定減肥，在營養師的指導下，用 13 個月成功減掉 42 千克，如願以償地穿上了他 "某天早上，一覺醒來突然想穿上的" 艾迪·斯理曼（Hedi Slimane）服裝。既沒有捱餓，也沒有做甚麼額外運動。後來他發表文章講述了他的減肥心得，還與他的指導醫生一起推出了一本《卡爾·拉格費爾德減肥食譜》（*The Karl Lagerfeld Diet*）。

營養的個體性差異

　　人類如何選擇食物，並合理地食用各類食物、改進膳食，促使人體營養生理需要和膳食之間建立密切的平衡關係,有著極其重要的意義。然而,不同的生理需要、不同的活動強度,對營養素的需要量不同,加之各種營養素之間錯綜複雜的關係,造成對各種營養素攝入量的平衡難以把握。由於人體性別和年齡的差異,兒童、青少年與中老年人對營養素需求都各不相同,在新陳代謝方面也有著各自的特點。中國營養學會制定了各種營養素的每日供給量,只要營養素在一定的週期內,保持在供給量的誤差不超過 10% 的水平,就算達到了營養素攝入量的平衡。

人類壽命的長短受很多因素的影響,其中飲食營養均衡是長壽的物質基礎。中老年人因腺體分泌機能減弱,新陳代謝過程緩慢,所以過量攝取食物可造成肥胖,而肥胖又可能帶來許多老年性疾病,從而使壽命縮短。國外學者的一項研究指出,超過 70 歲的老年人,超過標準體重 10%~20% 的死亡率最低,而超過標準體重 30% 的中老年人,其死亡率可比正常體重者高 50%。

老年人過度肥胖不可取,但過於消瘦同樣對健康不利。體重過低者由於腹部臟器周圍的脂肪不足,導致支撐作用缺失,容易造成胃下垂、腎下垂等疾病。而且過瘦的人體力不足、精神差、免疫力低、容易生病。中老年人的合理膳食應當是低熱量、充足的優質蛋白、少量脂肪、多種維生素和無機鹽的平衡膳食。

卡路里：當能量可以量化

營養成分表由三個縱列組成：項目、每份含的能量、NRV%，NRV% 表示該種營養佔每日推薦攝入量的百分比。營養成分表指導了我們日常生活中營養素的攝取平衡，能量的量化為我們科學膳食提供了便利。

能量之源：太陽能

在自然的代謝過程裡，人類和其他動物燃燒有機燃料（也就是食物），把能量轉換為肌肉運動。世界上所有的動物都是通過攝取穀物和肉類，燃燒碳水化合物和脂肪，再用這些能量來奔跑、拉車或犁田。所有能用來供應這些"有機肌肉機器"的能量的根本來源只有一種：植物。至於植物的能量，則是來自太陽。植物靠著光合作用，將太陽能轉為有機化合物。由此看來，歷史上人類成就的幾乎所有事情，第一步靠的都是將植物取得的太陽能轉換為肌肉的力量。

在野生的動植物物種中，只有很少一部分可供人類食用或值得獵捕或採集。多數動植物因為不能消化、營養價值低、有毒、採集或狩獵困難，因此不能食用。通過對我們能夠吃的那幾種動植物的選擇、飼養和種植，使它們構成每一畝土地上的生物量的 90% 而不是 0.1%，我們就能從每畝土地獲得多得多的來自食物的卡路里。每畝土地就能養活多得多的牧人和農民 —— 一般要比以狩獵採集為生的人多 10 倍到 100 倍。這一更好地利用太陽能的優勢促使更多的狩獵採集部落逐步轉變為生產糧食的部落。

正因為如此，人類歷史在過去一直由植物的生長週期和太陽能的變化週期所主導。陽光不足、穀物尚未成熟的時候，人類幾乎沒有能量可用。這時穀倉空空，收稅員無事可做，士兵無力行軍或打仗，各個國王也覺得以和為貴。但等到陽光充足、穀類成熟，農民的收穫堆滿了穀倉，收稅員四處忙著收稅，士兵頻頻操練、磨刀利劍，國王也召集大臣，計劃下一場戰事。這一切的源頭都是太陽能，這時它已被取得並封裝在小麥、稻米和馬鈴薯裡了。

能量的量化

卡路里，由英文 calorie 音譯而來，其定義為在 1 個大氣壓下，將 1 克水提升 1 攝氏度所需要的熱量；這個現在仍被廣泛使用在營養計量和健身手冊上的詞彙是能量的單位。卡和大卡（千卡）是國內常用能量單位，國際標準的能量單位是焦耳，1 卡（cal）= 4.186 焦耳（J），1 大卡 = 1 千卡（kcal）=1000 卡（kcal）= 4186 焦耳（J）。

食物中的卡路里含量是該食品產生多少潛在能量的量度標準。

評估食物究竟有多少卡路里的方法最早由威爾伯・艾華特（Wilbur Atwater）創立於 19 世紀至 20 世紀。這是一種簡易的評價方法，它將 1 克蛋白質的能量視為 4000 卡路里，1 克脂肪視為 9000 卡路里，而 1 克碳水化合物視為 4000 卡路里。後人又在他的基礎上做了修改，補充了 1 克膳食纖維等於 2000 卡路里。長期以來，營養學家們都是根據這個方法來計算食物能量的。

人類生存需要能量，並從食物中獲取能量。一般來説，成人每天至少需要 1500 千卡的能量來維持身體機能，這是因為即使你躺著不動，你的身體仍需能量來保持體溫、心肺功能和大腦運作。基礎代謝消耗會因個體間身高、體重、年齡、性別的差異而有所不同。食物中的卡路里含量是該食品產生多少潛在能量的量度標準。

功能食物一般由碳水化合物、脂肪、蛋白質這三種物質組成。因此只要知道食物中這三種物質的含量，就可以知道食物含多少卡路里或多少能量。我們每天都要吃東西來彌補卡路里的消耗，那麼 200 大卡（千卡）是怎樣的存在呢？是 1425 克的芹菜，是 36 克的好時巧克力，是 23 克的油。

目前，越來越多的便利店，在出售的自製食品包裝袋上也標示營養成分表。通過營養成分表，消費者不僅可以很明確地知道自己吃下該食物後攝入的熱量和各營養物質的量有多少，還能知道這些能量佔他每日所需能量的比例。例如一份三明治的總能量是 280 千卡，佔人體每日推薦攝入總能量 2000 千卡的 14%。而一日三餐的能量配比最好是遵循 3：4：3 的比例，即早飯的能量應佔每日攝入總能量的 30%，早上吃兩個這樣的三明治大約就能滿足早餐的能量需要了。

在食品包裝上標示營養成分表的意義也在於此，它可以讓消費者了解其所購買的食物含有哪些營養成分，更重要的是藉此了解自己每天到底攝入了多少的營養成分。不僅是糖尿病患者或者有志於減肥的人士才有必要了解這些信息，普羅大眾也能從營養成分表中獲益。一來現在的人群普遍營養攝入過剩，二來營養成分表中有意義的數據不僅是總能量一條，表中還標示了食物中含有的蛋白質、脂肪、碳水化合物和鈉的含量以及相應的 NRV%（營養素參考值），消費者不需要牢記每日營養成分的推薦攝入量，只需查看 NRV% 便能知曉這種食物所佔自己每日需要的營養的比例，並以此為依據平衡營養，可謂方便實用。

"負能量食物"真的存在嗎？

"負能量食物"的概念大約在十幾年前就已出現，它並不是指所含能量小於零的食物，而是指消化時所需能量大於其本身提供能量的食物。甚至某科學雜誌的網站上最新專題也在介紹"負能量食物"，包括蘋果、芹菜、羽衣甘藍、番木瓜和生菜等 25 種食物。

食物的基本功能之一就是為人們提供日常活動所需的能量。但人們在進食過程中也要消耗一些能量，如咀嚼、吞嚥、消化吸收等。如果消化某種食物所消耗的能量大於食物所提供的能量，比如 100 克某種食物提供 80 千卡能量，消化這種食物卻需要 100 千卡能量，那麼，該食物所產生的能量效應就是 –20 千卡，這就是"負能量食物"的理論基礎。這個理論看上去無懈可擊，邊吃邊減肥的確吸引人，不過，真的存在"負能量食物"嗎？

比如吃一個漢堡，要先用牙齒將其咀嚼成較小的形狀進入食道，進而進入消化系統，在消化系統裡會有各種酶將這些細小的食物顆粒進一步分解成更小的分子，如將澱粉分解成單糖，將甘油三酯分解成甘油一酯和脂肪酸，將蛋白質分解成氨基酸等，然後再完成消化吸收等過程。這些過程所引起的額外能量消耗就是食物熱效應（thermic effect of food, TEF），又稱食物的特殊動力作用（special dynamic action, SDA），或者膳食生熱作用（diet induced thermogenesis, DIT）。細心的人會發現，吃完飯後會有發熱的感覺，這就是食物熱效應的外在表現：食物熱效應通常表現為人體散熱的增加，一般在人們進食一個小時候左右產生，大約三個小時後達到最高峰。

不同的食物成分，食物熱效應也有一些差異。在三大供能物質中，蛋白質的食物熱效應最大，相當於其本身能量的 30%，碳水化合物的食物熱效應為 5%~6%，脂肪的食物熱效應最低，為 4%~5%；對於一般混合食物來説，食物熱效應大約佔食物所含能量的 10%，也就是説，每吃 2000 千卡能量的食物，大約需要消耗 200 千卡能量來消化食物。所以，食物的熱效應一般在 10% 左右，最多也不過 30%，所以説"負能量食物"並不存在。至少，目前還沒有發現。

不過，食物消化代謝的差異與肥胖之間的確存在相關性。有些食物經過加工後變得更容易消化吸收，所含能量又高，吃起來也很快，如果不小心多吃了，長胖的風險會比較大，比如白麵包、香酥餅乾、蛋糕之類，這類食物要盡量少吃；有些食物本身能量低，需

要更多的咀嚼，又不是很容易消化吸收，即使多吃一點，長胖的風險
也比較小，比如芹菜、蘋果等，但並不等於說消耗這些食物所需能量
大於它們所能提供的能量，也不可能靠吃這些食物來達到消耗能量
的目的。

每個人都獨一無二

目前大約有 70 億人生活在地球上，據統計，在過去的 5 萬年間，大約有 1000 億人曾經在地球上生活過。所有這些曾經在塵世間出現過的人都是獨一無二的個體，那些還未出生的人當然也是。

DNA 使你與眾不同

2001 年，人類基因組項目報告稱，所有人的 DNA 有 99.9% 相同，剩下的 0.1% 才決定了人與人之間的差異。在過去 10 年間，這個統計數據被修改到 0.5%，但這也僅僅只是人類基因組成很少的一部分，這足以解釋我們目前所看到的人與人之間的差異嗎？

從理論上來說，的確可以。人類基因組中一共約有 32 億個鹼基對，約 3.2 萬個基因，0.5% 就是 1600 萬個鹼基對。每個鹼基對都有 4 個鹼基，可能的組合數量是 41600 萬個，得到的不同的人類基因組足以給活著的每個人分配一個，而且有的人還可以分到多個，這樣一來，任何兩個人擁有完全相同基因組的概率為零。

即使對於那些同卵雙胞胎來說，情況也是如此。儘管在受孕那一刻，這對雙胞胎的遺傳信息幾乎 100% 相同，但自此他們的基因組開始分道揚鑣，而且越長大，他們之間的差異也就越大。在同卵雙胞胎中（其實，對我們來說也是一樣），這些差異源於 DNA 每次被複製時出現的細微變化和可能會產生的隨機突變。這些變化和突變會導致基因組 DNA 序列中由於單個核苷酸（A，G，C，T）替換而引起的多態性，也會導致大於 1kb 以上的 DNA 片段的缺失、插入、重複等。

所謂的表觀遺傳標記也會出現這種情況，表觀遺傳標記的主要作用是調控基因的表達。美國《國家科學院院刊》稱，出生後沒多久，同卵雙胞胎的表觀遺傳標記就開始出現差異。毫無疑問，我們其他人也會出現這種情況，這又是另外一大筆遺傳變異。

然而我們的確知道，微小的基因差異可能會對我們的物理特性產生巨大影響，比如眼睛的顏色或是否容易生病等。因此我們作為一個人的獨特性始於自己的基因組。但是將人與人區別開來的因素遠非如此簡單，很多其他因素也扮演著一定的角色：環境，當你在子宮內就開始起作用的物理因素等，雖然不像 DNA 那般成為領銜主演，但也算是重要角色。

體內微生物也不完全相同

嚴格說來，決定你獨特性的這個方面並非你身體的一部分，而是生活在你身體內和你周圍的約 100 萬億個細菌。這些細菌的數量與身體內細胞數量的比為 10：1。從遺傳學的角度來看，它們更佔優勢：微生物組有 330 萬個基因，而人只有 2.3 萬個基因。英國帝國理工學院的生物化學家、國際系統代謝組學創始人傑里米‧尼科爾森（Jeremy K. Nicholson）表示："人的基因只有微生物組基因的0.7%。"尼科爾森還說："人體內存在著數千種基本的酶反應，但存在著數萬種新陳代謝，我們的新陳代謝同微生物的新陳代謝息息相關。"這最終意味著，沒有環繞在我們周圍的這些非人類的"同伴"，我們根本不可能成為我們自己。

《自然》雜誌上寫道："有超過 1000 種物種生活在人體內和人體上，我們每個人身上大約駐紮有 150 種左右。"而每個人的細菌種群也具有不同的特徵。儘管皮膚細菌一直非常穩定，但人與人之間的皮膚細胞也非常不同。最近一項刊登在美國《國家科學院院刊》的研究發現，一種獨特的"細菌指紋"會從我們的手指移到我們所接觸的物體比如計算機鍵盤或鼠標上，而且會在此駐紮兩週多的時間。因此即使很難通過檢查 DNA 來對其進行區分的同卵雙胞胎，檢查他們身體上或身體內的細菌"伴侶"就能輕易將其區別開。

不同的微生物偏好生活在不同的區域，皮膚上、口腔裡、肺裡都有它們的身影，但是絕大部分（超過 99%）的微生物都住在腸道裡。小腸和大腸、小腸前段和小腸後段的細菌社會裡的種族構成都不一樣；整個消化道，從口腔到肛門，常駐細菌的密度越來越高 —— 令人驚奇的是，在大腸裡的大便中有一半的重量都是細菌。

甚麼樣的飲食結構，就對應著甚麼樣的腸道菌群。比如日本人的腸道中，就有專門消化海藻的細菌；非洲原住民的肚子裡供養著一些善於分解粗纖維的細菌；在胖子的腸道裡，有著大量喜歡麵食或甜品的細菌……有些腸道細菌會根據周圍的食物構成，改變其

"生活方式"，大腸桿菌就會根據其周圍是蔗糖多還是乳糖多來改變其代謝方式。

　　但是大多數腸道細菌就沒那麼幸運了，只能依靠宿主攝取的特定食物種類來完成種群的壯大，如果大量食用纖維含量較少的深加工食物，那麼腸道內的益生菌就得不到充足的食物，其數量和種類就會大受影響，它們合成短鏈脂肪酸的能力就會大打折扣，同時也會讓某些菌群旺盛地繁衍生息，進而影響機體健康。至今從未發現兩個人的腸道內有完全相同的微生物群，就像沒有兩個人的飲食完全同步，因此每個人的腸道都是獨一無二的小宇宙。

　　細菌還會通過改變我們的新陳代謝來鞏固和增強我們的獨特性。所有人都共享一個基本的生物化學屬性，但在其之上，是一個更加多樣的細菌的生物化學屬性。細菌產生的新陳代謝會對人體的新陳代謝產生重大影響，包括影響膽固醇和類固醇的新陳代謝等。

　　除了細菌，真菌一不小心也成了決定人與人之間特異性的因素。曾有報道稱一名外國男子患有罕見的"自動釀酒綜合徵"（auto-brewery syndrome），只要吃口麵包，或者來點兒炸薯條，他的嘴裡可能就會有一股"酒味"。這是因為他的胃裡有多於常人的真菌，這些真菌會把碳水化合物轉化成酒精。

吃的不同也會使我們相異

　　還記得那句西方諺語"You are what you eat"嗎？是的，人如其食。在蛋白質那一節我們就提到過，我們的身體是在降解與合成中不斷更新的，只要三個月的時間，我們幾乎就是一個全新的自己。在短短的三個月裡，我們吃的食物，吸收的營養，全部成為構築我們身體的原材料，每個細胞維持生命所需的養分，都要依賴食物供給。

英國科學家曾著手對"夫妻相"產生的原因進行調查研究。研究過程中，他們讓 11 名男性參與者和 11 名女性參與者通過照片對 160 對夫婦的年齡、魅力和性格特點進行評價。由於丈夫和妻子的照片是分開進行觀看的，因此這些參與者並不知道究竟誰和誰是一對夫妻。研究者發現，參與者對事實上是夫妻的男人和女人的外貌與性格特點的評價都很類似。而且，相處時間越長的夫妻，人們對他們的評價也就越相似。這説明相同的生活經歷可能會對夫婦的外貌產生潛移默化的影響，可以想像，一對夫妻朝夕相伴，無論是起居作息還是日常飲食，都會日趨同步。

膳食結構對人的健康的影響同樣不可忽視。近日，一項針對全球 200 多個國家的人口身高報告出爐，這份"全球身高排行榜"記錄了 1914 年至 2014 年期間人們的身高，引人關注的是：中國男性的平均身高為 171.83 厘米，高出日本男性 1 厘米多；中國女性的平均身高為 159.71 厘米，高出日本女性將近 1.5 厘米。看似中國人身高完勝日本人，可不要高興得太早，因為在這個排行榜數據背後還有另一個真相。從身高的增長速度來看，短短 100 年間，中國男性身高平均增長了 10.86 厘米，落後日本不到 4 厘米；中國女性身高平均增長了 9.55 厘米，竟落後日本近 6.5 厘米！"日本人均身高近年來的增長速度較中國快"，為甚麼呢？飲食結構不同。"二戰"結束後，日本解散軍隊，沒有了國防軍事開支，大力加強教育投入，向小學、初中提供免費教育和營養午餐。這些食物根據營養餐的統一要求進行了改進，比如添加微量元素，減少糖、鹽和油脂的含量等。目前，除日本外，還有很多國家將飲奶列入國家的法令，促進公眾營養平衡成為全世界各國政府的一項重要任務。因為，唯有均衡的營養才能強健國民！

個體差異是平衡營養研究的難題

生活方式和飲食"現代化"的過程不是對所有人口都產生相同的健康影響。有越來越多的證據表明，脂肪氧化和脂肪沉積速率的種族差異，不同族裔群體之間存在著顯著的差異。生活在美國西南部的人們，糖尿病和代謝綜合徵的發病率有所增加，而飲食西方化卻使西伯利亞人的糖尿病發病率降低，高血壓發生率增加。

營養研究試圖控制諸如年齡、性別、體重和運動等因素，但遺傳變異和腸道微生物群體等因素仍然難以企及。基因變異和腸道微生物組成可以顯著影響個體對某些特定食物的偏好。例如，由於諸如飲食、年齡、性別、種族和地理位置等因素，腸道微生物群顯示在個體之間變化很大，這可能對營養素的消化、吸收和代謝產生不同的影響。

未來的研究將著眼於遺傳變異和代謝—營養遺傳學這兩個主題之間的相互作用，並闡明腸道微生物群在代謝中的作用，可以使用基於代謝途徑而設計的膳食生物標記物研究。隨著營養學和營養基因組學領域的不斷拓寬，綜合代謝干預的發展將會加速。

食物與營養：一席流動的盛宴

> 一方水土養一方人，根本上，是一方水土提供了風格
> 迥異的食物，這些食物造就了不同體質的人。

多肉多奶的西方

在歐美醫院的產科病房，新媽媽們產下孩子之後隔三個小時，護士就會抱著新生兒來吃母乳，同時護士也會依照每個新媽媽不同的飲食習慣送來冰水、冰激凌、果汁等飲品。完成生產後不久她們就走親訪友，不需要特別的護理，特別是在起居和飲食方面似乎沒有任何的顧忌。這與中國人觀念裡的生產後就要限制飲食和起居的觀點大相徑庭。

其實不管是東方人還是西方人，女性懷孕期身體的調節和變化是相同的，生完孩子都必須休養。只不過，由於西方人平日飲食注重高蛋白、高脂肪的肉類，富含蛋白質和維生素的奶製品也吃得足夠多，同時運動多，身體體質也比中國人強壯。因此，飲食結構差異決定了體質的不同，導致西方婦女不注重月子的調養。

西方飲食最顯著的特點即動物性食物所佔的比例大，優質蛋白

豐富而且生理價值高；同時動物性食物中所含無機鹽一般利用率較高，脂溶性維生素和 B 族維生素含量較多，蛋白質特別是完全蛋白質是生命的重要物質基礎，也是各種酶類、激素以及免疫球蛋白等的主要成分。因此，在以動物性食物為主的膳食結構的基礎上，美國居民的體質普遍增強，身高、體重也都有所增加。

美國人均每年消費食糖 32.5 千克，遠遠高於世界平均水平的 24 千克。攝取食糖多，特別是精製糖過多，這往往意味著攝取了過多的熱量和過少的纖維素。許多醫學研究者認為，美國腸癌、乳腺癌、胃癌發病率高，與食糖的攝取量過高有間接關係。白糖在體內的代謝需要消耗多種維生素和礦物質，因此經常吃糖會造成缺乏維生素、缺鈣、缺鉀等營養問題。另外，世界衛生組織曾調查 23 個國家的人口死亡原因，結果顯示：長期高糖飲食者的平均壽命比正常飲食者短約 10~20 年，糖吃多了竟會"減壽"！

在西方人的早餐中，黃油、奶酪、酸奶佔有很大的比重。同樣是以牛奶為原料，可以毫不誇張地說，黃油是脂肪的提純，而奶酪是蛋白質的提純，若是將 100 克的黃油和奶酪相比較，黃油的蛋白質平均少了 31 克，而脂肪則多出了將近 50 克！在西方，奶酪是當之無愧的全民食物，戴高樂總統曾有言"要統治一個擁有 600 種奶酪的國家，是很困難的"。每千克奶酪製品都是由 10 千克的牛奶濃縮而成的，含有豐富的蛋白質、脂肪、鈣、磷和維生素等營養成分。

常吃奶酪的西方人甚至把它們吃出了花樣，發酵方法各式各樣，比如卡蘇馬蘇乳酪，意大利語含義為"腐臭的奶酪"，又稱為活蛆奶酪，是通過酪蠅幼蟲的消化作用分解乳酪中的乳脂，這種令人瞠目結舌的發酵方式可以使乳酪的質地變得十分柔軟。除了乾吃之外，奶酪還可以鋪撒在比薩餅的餅底，或者在製作意大利面醬料時使用。

　　由於歐美人的祖先古印歐人是遊牧民族，西方人骨子裡就秉承著遊牧民族、航海民族的血統，以漁獵、養殖為主，以採集、種植為輔，葷食較多，吃、穿、用都取之於動物。對於遊牧民族來說，牛奶以及更易保存的奶酪是重要的食物來源，而中國人農耕化完成得更早，這一習俗沒有保持下來；另外歐洲地勢相對平坦，西歐的一部分地區和東歐的大平原非常適合畜牧業發展，所以歐洲的牛的數量很多，而中國歷史的核心區域比較缺少畜牧業的條件，馬、牛等大型家畜數量比較少，有限的牛也主要用來耕作，很少喝牛奶。

　　西方飲食也有不該學習的地方，比如過多的糖和脂肪的攝入給健康帶來了隱患。美國研究人員發現，"西式飲食"會使肝臟纖維化，表現為肝臟器官瘢痕、肝功能損傷，甚至誘發癌變，但這種損傷可以部分逆轉，前提是要減少糖和脂肪的攝入。

草本東方

　　由於中國自古就是農業大國，加之人口壓力等原因，中國人的飲食從先秦開始，就是肉少糧多，植物類菜品佔主導地位。據西方植物學者的調查，中國人吃的菜蔬有 600 多種，比西方多 6 倍。自古便有"菜食"之說，在往日中國人的菜餚裡，素菜是平常食品，葷菜只有在節假日才有機會擺上餐桌。這與佛教有著千絲萬縷的聯繫，因為佛教視動物為"生靈"，而植物"無靈"。中國曾大開素食之風，同時也推動了蔬菜類植物的栽培與烹調製作技術的發展，特別是豆類製品技術的發展。

越來越多的研究表明，植物性膳食結構有其無法取代的優點，如脂肪攝入少、膽固醇低、膳食纖維豐富，可預防如高脂血症、結腸癌等疾病的發生……它比起"肉類當家"的西方飲食更加均衡健康。早在 2000 多年前的《黃帝內經》中就有記載："五穀為養，五果為助，五畜為益，五菜為充。"自古以來我們就有吃粗糧的傳統，粳米、蕎麥這類不起眼的食物，因其逃脫了會導致營養素丟失的精細加工而具有不容小覷的防病功效。美國學者認為，要預防癌症，最需要的不是先進的治療方法，而是徹底改變飲食習慣，並提倡美國人每天吃大豆食品。由此可見，植物性食物、穀類和豆類食物豐富是東方飲食的優勢。

典型的東方飲食也有它的劣勢，比如牛奶及奶製品攝入不足，缺乏瘦牛肉、瘦羊肉、魚等動物性食品，導致優質蛋白質攝入不足。隨著生活水平的提高和營養觀念的普及，中國人的餐桌正在加大奶類和肉類食品的比重。同樣，在西方人的飲食結構裡，蔬菜類也在明顯增加，中西方飲食結構已趨向融合。

生酮飲食：原始風的復蘇

現在似乎流行一種模仿原始人的飲食方法 —— 生酮飲食。生酮飲食是指低碳水化合物、高脂肪、適量的蛋白質飲食，是一種較極端的低碳水飲食。通常情況下，該飲食方式建議碳水化合物日攝入量低於 5% 的總熱量來源，即攝入量在 20 克 ~30 克之間，而蛋白質佔總熱量來源的 20%~25%，其餘的熱量均由脂肪提供。

它通過模擬原始人類的飢餓狀態，利用極端的飲食搭配達到治療肥胖症、糖尿病、癲癇等醫療效果，但同時也具有一定的風險和副作用。生酮飲食對飲食者的要求非常高，需要掌握足夠的營養學常識，也需要對自己的身體有足夠了解。如果在不了解自身的情況下擅自進行生酮飲食，可能會造成不良後果。

英國《每日郵報》曾報道過一項新的研究，表明在短短 8 週內，採用原始人飲食法可大大減少動脈阻塞物，降低心臟病發作的風險。美國休斯敦大學綜合生理學實驗室徵集了 8 位健康志願者進行研究。這些人改變原來的西式飲食，採用原始人飲食法。這些參與者收到了一份清單，包括簡單食譜，配方指南，如何將食譜與日常生活結合起來的建議以及食物攝取量。研究結果顯示，所有參與者的白介素 –10 均升高了 35%，白介素 –10 是一種重要的分子免疫細胞，可以抗炎症，對血管生成提供保護。

另一項研究表明，除了體重減輕之外，碳水化合物減少的飲食還可以降低青少年 II 型糖尿病發生和發展的風險，包括胰島素抵抗減弱和高血糖的緩解。且有研究的證據表明碳水化合物限制越大，II 型糖尿病風險因素的改善越大。低碳水化合物飲食在預防 II 型糖尿病中的作用的一個假設機制是對肝臟脂質含量的影響。脂肪在肝臟中的積累導致脂肪遞送增加到所有身體組織，包括胰腺，其影響胰腺的胰島細胞，並最終下調 β 細胞功能。

減少飲食的血糖負荷可以通過減少餐後葡萄糖和胰島素水平來促進肝臟脂肪的減少，導致肝葡萄糖吸收較少和肝臟脂質積聚減少。另一種機制是可以通過減少碳水化合物攝入而實現的炎症減輕。現在人類對這種機制尚未有很好的了解，但酮生成飲食已經被證明可以通過其特異性改變基因表達，來直接影響胰島素信號傳導、胰島素敏感性和葡萄糖調節。

　　人歸根到底是雜食動物，糧食等碳水化合物不能完全戒掉也不可食用太少，因為大腦只能利用血液中的葡萄糖。而生酮飲食的模式就是讓身體轉變成以脂肪酸為能量供應的主要來源，脂肪酸會生成對神經有毒害作用的酮體。

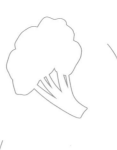

第 三 章　　代謝：存在的根本

能量是一切生命體徵維繫的根本，
而代謝是能量之源。
當代謝處於動態平衡，
人體才會健康。

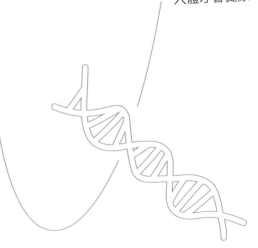

食物的奇幻漂流

當我們大快朵頤享受著各式各樣的食物時，你是否好奇食物在我們的體內經歷了怎樣神奇的歷程呢？下面就讓我們跟隨食物一起來探尋它們在人體內的"奇幻漂流"吧。

旅行須知

在開始旅行前，我們先通過"導遊手冊"來了解一下食物在人體內旅行停靠的各個站點。本次航程總共長達 9 米，大致經由口腔→咽部→食道→胃→小腸（十二指腸、空腸、迴腸）→大腸（盲腸、闌尾、結腸、直腸），最後經由肛門排出，就這樣，食物完成了全部的旅程和使命。

我們的機體和器官需通過運動和消化腺分泌物的酶解作用，將大塊的、分子結構複雜的食物分解成小分子化學物質才能被人體吸收。也就是說整個過程就像西天取經，食物需要在各個不同的地方經歷不同的磨難，才能取得"真經"為人體所用。

食物的"旅行"

了解完旅行須知，接下來就要正式開始我們的旅行了！

首先，我們跟隨食物來到了一個黑漆漆、充滿了鋸齒的洞口，沒錯，這裡就是我們的第一站——口腔。這是食物進入消化道的"驗票處"，也是所有食物旅程的開始。堅固的"攪碎機"牙齒負責把食物切割成小塊，以減輕腸胃的負擔。在這裡，口腔內的唾液將食物充分濕潤溶解，既可以沖淡中和入口的有害物質，也能將我們吃的米麵食物中的澱粉轉換為麥芽糖以便後續消化。在咀嚼的同時，食物也刺激了味蕾，讓人體反射性地增加唾液、胃液、胰液和膽汁的分泌，就好像村口響起的小喇叭——"各單位注意！食物要進來了！"

在經過粉碎和攪拌後，食物已面目全非，它們通過咽部經由一條粉紅色的大滑梯——食道，滑向一個充滿彈性的大口袋——胃。在胃的入口賁門之間有一個高壓區，可以阻擋胃的內容物逆流回食管，也就是說當食物走進了胃，也就走向了一條不歸路。典型的運輸路線是自上往下的，當然，也有例外情況，重力或疾病會迫使食物和液體回流，比如胃灼熱、坐過山車或者一場宿醉。

某種意義上，回流實際上是進化賦予我們的恩賜之一，回流引起的反胃、嘔吐在遭遇特殊情況時保護了我們，我們該慶幸人類能夠嘔吐、吐痰，乃至打嗝，這些排毒控制系統讓我們能將有害物質排出。讓我們一起來看看馬吧，馬不會嘔吐，所以當它們吃了有毒的植物或其他食物後，就無法將毒物排出體外，就會導致由消化道受損引起的劇烈腹痛，即絞痛，而這是很多馬死亡的主要原因。

如果胃酸產生過多，或者深夜過量飲食，胃就可能膨脹，胃液就會漫到食道裡。"大滑梯"內壁的保護性不及胃部，它脆弱且敏感，當胃食道反流，也就是胃部灼熱的感覺反覆出現時可能會引起食道慢性發炎，甚至會引發癌變。

胃是一個囊狀的腔室，每天大約會分泌 2 升的胃液，它就像一個大型的食物儲藏室，食物待在胃裡的時間越長，我們就越有飽腹感並且不想進食。胃的內壁上，有一層起保護作用的黏液，它能使胃壁避免與胃酸和消化液接觸受損。一旦保護膜受損，胃部會發生潰瘍，也就是胃壁上有擦傷或坑洞。有時潰瘍會腐蝕多層胃部組織，深至血管，造成消化道內出血。

有一種叫 H 型細菌的幽門螺旋桿菌，是潰瘍最常見的致病原因，精神容易高度緊張、心情長時間鬱積的人也容易患胃潰瘍。區別胃食道反流與胃潰瘍最簡單的方法是確定疼痛部位。胃潰瘍的疼痛區域主要集中在腹部，尤其是肚臍偏上部，而胃食道反流患者常常感覺喉嚨或胸口疼。胃潰瘍患者頻繁進食會感覺舒服一些，因為食物中和了部分胃酸，但胃食道反流病人如果經常進食，病情則會加重。

這個大口袋會不斷地進行運動以利於食物的消化，食物入胃後大概會進行每分鐘三次的蠕動，這樣一來食物就可以和胃液充分混合。胃液中的鹽酸會使咀嚼過後大的食物顆粒變成較小的顆粒，並且可以與唾液溶解酶一起殺死與食物一同攝入的微生物。在胃裡，糖類、蛋白質、脂肪的排空速度依次遞減，也就是說消化脂肪需要花更多的時間。這裡也是蛋白質消化的開始，水分、酒精、藥物會從胃部吸收。一般來講，混合食物在胃裡完全被排空需要四到六個

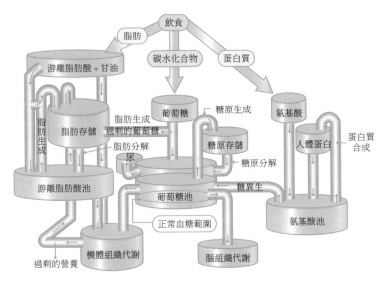

图 3-1　營養物質代謝

小時，我們所説的空腹禁食即需要長達 6 小時以上。食物的刺激可以讓這個原本只有 50 毫升的胃腔擴大到 1500 毫升，幾乎是原來的 30 倍，而一些具有 "奇異功能" 的大胃王甚至可以使胃擴大到原本的 60 倍，真讓人難以置信！

　　食物在胃裡坐完過山車後會經由胃末端的幽門進入涓涓的 "小溪流" —— 小腸裡。小腸，顧名思義，又細又長，長約 6~8 米，表面佈滿了手指狀的絨毛。小腸會通過緊張性收縮使食物在腸腔內的混合加快，並會通過分節運動使食物與消化液充分融合。分節運動還能擠壓腸壁，有助於血液和淋巴的回流。這裡是最常發生消化和吸收的部分，大部分吸收發生在十二指腸和空腸裡，所以大部分食糜在到達迴腸之前就已吸收完成。

在小腸內進行了三到五個小時的消化後，消化過程已基本完成。食物的殘渣被小腸的運動推向大腸。大腸內沒有重要的消化活動，主要是吸收水和電解質，並把難以消化的食物殘渣加工成糞便，所以這裡也是食物殘渣的臨時儲存場所。大腸內為鹼性環境，含有眾多的微生物，小腸中無法分解的膳食纖維、寡糖、乳糖都是微生物們發酵的對象，而微生物發酵後則會產生二氧化碳、氫氣、甲烷等氣體，這也是我們肛門排出的臭臭的氣體的來源；並且，微生物還會用短鏈脂肪酸製造維生素 K 以及某些維生素 B 族，然後被大腸吸收。到了最後，我們也快走到旅途的目的地了，無法被人體消化的殘渣，諸如粗纖維、未被吸收的膽汁、剩餘的液體、微生物則會形成糞便，通過肛門排出體內。說到這不禁要提一句，纖維可以說是我們"打怪"途中的好幫手，可別小瞧它，它可以說得上是主要食物的社團活動組織人。纖維基本是無法被消化的，而它可以讓消化後的食物結成塊並且變得鬆軟，讓食物殘渣不用大力擠壓便可輕鬆地通過腸道，這樣也避免了人體憩室炎和痔瘡的發生。並且，纖維幾乎不含熱量，且容易讓人有飽腹感，攝取一定的纖維也可以避免過度進食帶來的損害。

如何保證行程的暢通

那你可能要問了，我們從哪兒可以找到這麼好的法寶呢？這種法寶正是七大營養素之一 —— 膳食纖維。無論是可溶性纖維或不溶性纖維，都對人體有益。不溶性纖維不易溶於水，也不會被腸道細菌分解，它雖無助於降低膽固醇，但卻對消化道很有益，常見於橙、葡萄乾、果乾、甜馬鈴薯、豌豆和綠皮西葫蘆，特別是在全麥或全穀類麵包中含量很高。而可溶性纖維溶於水，它能調節新陳代謝和消化作用，穩定人體的血糖值，常見於穀類，例如燕麥、大麥和黑麥。豆類中也有可溶性纖維，如蠶豆、豌豆和扁豆等。

我們已經跟隨食物來到了最後一站，很快就可以結束我們的行程了，但很多時候往往好事多磨。最後一站由於"遊客"眾多，並且出口並不時常常開放，經常會出現堵車現象，也就是我們所說的——便秘。我們知道，糞便在大腸中形成，但如果長時間地抑制排便，大腸就會不斷地吸收水分，導致糞便變得乾硬，最後排便就會變得既困難又痛苦。

那麼，如何防止"堵車"呢？這裡我們提供幾個方法參考，第一，是要讓身體攝入充足的水分，每天 8 杯水的理論應該謹記於心。第二，如前文所述，心腸熱絡的"社團活動組織人"膳食纖維是個好幫手，每日攝取適量的膳食纖維可以讓交通秩序井然，也就避免了堵車、撞車的發生。第三，適度運動，運動可以幫助人體的腸胃蠕動，增強人體體魄的同時也能促進排便。

好了，我們走完了最後的關卡，也終於跟隨食物一起完成了使命，食物的有效成分也已為人體吸收利用，成為人體活動不可或缺的動力來源。人體器官的一系列精妙運作成就了生龍活虎的我們，所以我們要精心呵護消化器官，就像成色再好的鋼鐵，不悉心保養任由風吹雨打，終有一天也會鏽跡斑斑。吃飯細嚼慢嚥，每頓飯七分飽，忌煙忌酒，少吃醃製、油炸食物等眾多耳熟能詳的忠告，都是最有效且切實保養消化器官的基本之法。要知道，身體有了好的發動機才能有好的運行狀態。

你必須了解的基礎代謝

春花、夏果、秋實，這是自然的代謝。同樣，食物入口、化作能量、排出廢物，這是人體的代謝。

我們身體內的代謝系統就像一個工作站，食物中的脂肪和糖等營養素都由它經手轉化。我們常說的基礎代謝率就是指人在非劇烈活動運動的狀態下，維持生命所需消耗的最低能量。換句話說，也就是一個人一天一動也不動，維持呼吸、器官運轉所消耗的基本能量。據測量，一個成年亞洲人一天的基礎代謝量大致為 1200~1500 大卡，歐美人稍高一些，大致為 1500~2000 大卡。但由於日常生活方式以及其他因素的影響，卡數並不是絕對的，只能提供一個大致的參考。

關於基礎代謝率的一切

這裡，我們提供一個公式，以計算你自己的基礎代謝率。

男性：基礎代謝率（每日消耗的卡路里）=66＋［13.7×體重（kg）］＋［5×身高（cm）］－（6.8×年齡）

女性：基礎代謝率（每日消耗的卡路里）=65＋［9.6×體重（kg）］＋［1.7×身高（cm）］－（4.7×年齡）

當然，公式算法計算出來的代謝率只是一個參考值，一個人的基礎代謝跟他的年齡、體重、身體組成以及內分泌等諸多因素都有關，並不只依賴於計算。

一般說來，基礎代謝率會隨著年齡的增長而逐漸降低。在18~25歲的成長發育期，人的身體能量需求大，心臟、腸胃等內臟器官活動旺盛，基礎代謝率也就相對較高。而過了25歲以後，基礎代謝率逐步降低。到40歲以後就更加明顯，40歲後每10年代

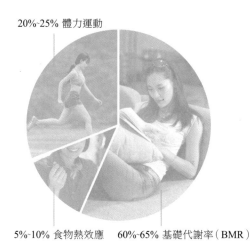

圖 3-2　每日能量消耗

謝率會降低 5%，這是因為隨著年齡的增長，肌肉會逐漸減少，脂肪則會增加。肌肉的代謝率是脂肪的 3.6 倍。所以，在肌肉質量下降時，代謝自然也會降低。

所以你看，25 歲以後身材不容易保持，以及大批中年發福男性的出現其實就是跟基礎代謝率下降有關，試想攝取相同的食物，基礎代謝率高的時期食物會被人體消耗掉，而基礎代謝率低的時期就變成脂肪囤積下來。這也是我們常說的為甚麼有的人胡吃海塞卻一點兒沒見胖，有的人喝口水都要胖 5 斤的原因之一，人與人之間體內進行新陳代謝的速度不同。所以，提高基礎代謝率對維持人的年輕、健康的體態十分有益處。

要了解如何提高基礎代謝率，我們先需要明白在甚麼情況下人的基礎代謝率會降低。

如上所言，第一個原因是年齡的增加，年齡越大肌肉含量的損失就越大，而肌肉的多少會直接影響基礎代謝。第二個原因是內分泌的失調，比如甲狀腺減低，腎上腺、性腺失調，以及其他原因。第三個原因就是體重的降低，體重越高，需要的熱量就越多，基礎代謝率就越高，反之亦然。

生活方式也會影響我們的基礎代謝率，比如過度節食，由於身體具有自我保護本能，當我們攝取的熱量降低時，身體會自動調節到節能模式，以低熱量來維持生命運轉，即基礎代謝率下降，其實這是身體在發出求救信號。如果持續節食，肌肉就會響應身體的求救，轉化為熱量為身體供能。肌肉減少，身體的基礎代謝率自然會降得更低，形成了一個惡性循環。

基礎代謝率與減肥的關係

説到這兒，我們來説説基礎代謝和減肥的關係。所有人一提起減肥幾乎都會喊一個口號——"管住嘴，邁開腿"，似乎只要做到這六字箴言瘦身不在話下，那麼隱藏在這背後的深層原因是甚麼呢？我們知道一個生物體如果一天中消耗的熱量多於攝取的熱量，那麼身體就不得不分解身上的熱量儲備，也就是脂肪，來補充熱量差，以此便產生了"燃脂"的效果。所以我們説的"管住嘴，邁開腿"實際上就是拚了命地製造更多的熱量差，要麼減少攝入，要麼增加消耗，這就是減肥的實質。

我們看到一些年輕的小姑娘通過節食來減肥，剛開始很有效，體重噌噌地往下掉，但到後來隨著節食減肥導致基礎代謝率降低，效果反而不明顯了。事實上，大部分人通過節食減肥的成果，只能減下約 3%~5% 的體重。到了某一天，暴食慾望的猛獸終於衝破牢籠，姑娘暴食了幾天，體重又噌噌地回漲，甚至比減肥前的體重還要重，基本等同於白減，還遭了一場罪。

所以極端的節食減肥萬萬不可，因為節食會導致內分泌失調等惡劣情況，不僅無益於身體健康，還會損傷人體的基礎代謝率，導致減肥無果。

如何提高基礎代謝率

前文提到提高基礎代謝率有助於提高我們身體細胞的更新速率，保持健康的體態，那麼我們如何提高自身的基礎代謝率呢？在這裡我們提供幾個關鍵詞。

溫度

隨著外界溫度的變化，基礎代謝也會進行相應的調整，總體呈現 "U" 形曲線。在 20 攝氏度到 30 攝氏度這一區間內，人體的基礎代謝相對比較平穩，而隨著溫度的升高或降低，代謝會開始增加。比如，寒冷可以影響機體激素的調節，使蛋白質、脂肪、碳水化合物三大營養素的代謝分解加快，尤其是脂肪代謝分解加快，從而使物質代謝加快，耗能量會增加，以抵禦寒冷。而當環境溫度大於 30 攝氏度時，能量代謝也會增加，這是由於酶的活性增強，體內化學反應速度加快，發汗機能旺盛，呼吸、循環機能增強等因素所致，所以有規律的桑拿和蒸氣浴能像運動一樣給心血管帶來相似的壓力，有助於燃燒卡路里。

性激素

性激素可以增加 10%~15% 的代謝速率，隨著年齡的增加，激素的減少，人就容易發福。對於女性來說，月經前兩週到月經前兩天這段時間，雌激素和黃酮體的分泌達到最高水平，它們能促進人體將脂肪轉化為能量。

睡眠

人在睡眠狀態下基礎代謝率會降低 10%~15%，經常賴在床上的人就容易胖；同樣，睡眠時間太少也影響代謝，每晚 11 點到第二天早上 5 點這段時間裡，肝臟、膽囊、皮膚等器官會排毒，保證這段時間的睡眠，器官才有更好的代謝能力。

非精製食物

現代內分泌學科學家發現，在精製的糖、澱粉、植物油中，維生素、礦物質和酶等其他營養素被去掉了，吃得越精緻，營養素也就越少。缺乏這些營養素，人體不能有效地燃燒和代謝脂肪，會引起血糖大幅度波動，從而導致飢餓感和暴飲暴食。營養素導致的代謝障礙也會刺激胰島素大量分泌，它會把糖轉化為脂肪並儲存起來。所以全麥、糙米等高纖維碳水化合物無疑是更佳的選擇，它們不會很快就被轉化為血糖，因為身體需要花費更長的時間來消化和吸收它們，飢餓感也會相對緩慢地出現。

蛋白質

蛋白質的主要成分是氨基酸，與脂肪和碳水化合物相比，氨基酸很難在人體內消化分解，需要消耗更多的能量來吸收它。所以用足夠的蛋白質來"揮霍熱量"是個不錯的選擇。當然，這並不意味著我們要單純依賴高蛋白質飲食，只要確保每日所需能量的

10%~35% 來自蛋白質就足夠了，比如魚類、雞肉、低脂乳酪、豆類等。

辣椒素

胡椒和辣椒裡的辣椒素可以刺激機體釋放腎上激素，由此提高新陳代謝水平。同時，愛吃辣椒的人食慾普遍比較低，這是因為吃辛辣食品容易使人有飽腹感，從某種程度上來說抑制了食慾。

少吃多餐

節食會讓人體的基礎代謝率降低 20%~30%，而多餐實際上反而有益於提高基礎代謝。聽起來很矛盾是不是？節食無助於瘦身，多餐反倒有助於減肥，這是甚麼歪道理？實際上，每天 5~6 次的少吃多餐和一日三餐相比，代謝率比為 24：7，每餐間隔時間不要超過 4 小時可以讓血糖維持在一個穩定的狀態，也就是說讓你的基礎代謝率維持在一個恆定消耗的狀態，而且這樣還可以防止你在長時間飢餓後過度進食。

高強度間歇式的鍛煉模式

高強度間歇式訓練法，又稱 HIIT（High-intensity Interval Training），短時間高質量的脂肪和卡路里燃燒計劃非常適合現代人的生活方式。通常情況下，HIIT 20 分鐘的訓練會比你連續跑上一個小時更有效，因為長跑等有氧運動都是匀速進行的，時間長了，身體就適應這個模式了，跟節食減肥是一樣的道理，身體會開始調整到合適的模式，不再讓你消耗能量。所以如果你想要加速新陳代謝，最好考慮採用交叉運動的方式，比如在每 5 分鐘的慢跑中插入一個 30 秒的全速疾跑，或在單調的走路練習中加入一個 1 分鐘的傾斜式走步等，這些方式都可以嘗試。

這樣做有效的原因是運動方式變化後，身體還不習慣用這種新方法鍛煉各部位的肌肉，就不得不加強自身的生理功能，才能將氧氣運送到身體的各個組織，因此也就加大了新陳代謝率。並且要注意了，習慣長時間保持一種模式運動的人，如長跑、長時間爬樓爬山等，如果不注意保養，容易導致髕骨損傷，即半月板積液，俗稱跑步膝。因此綜合來看，交叉運動是更為有效也是更加健康的運動方式。

力量訓練

力量訓練有助於增大肌肉的大小和力度，提高體內線粒體的數量，加快代謝率，經常進行肌力訓練，能隨時隨地使基礎新陳代謝率提高 6.8%~7.8%，也就是說即使你坐著或躺著不動，進行力量訓練的人也會比其他人的新陳代謝率高。研究表明，有氧運動的效果主要是在運動中消耗脂肪，對運動後的代謝率影響時間較短；而力量訓練能在運動當天甚至第二天仍大幅度提高基礎代謝率，這主要是肌肉在運動後的修復工作所致。

新陳代謝就像身體裡的一台小發動機，每時每刻都在燃燒熱量。

了解了人體的基礎代謝之後，你會發現，瘦身其實不僅僅是運動和不吃飯這麼簡單，最關鍵的其實還是選擇一種健康的生活方式，關注好這些細節並堅持做下去，年輕、健康的體態離你並不遙遠。

代謝的方式

代謝是生命存在的前提和根本,當代謝變緩、停止,便意味著生命的衰老和終結。讓身體保持良好的代謝,是維持健康、保持青春的不二法門。

代謝是生物體維持生命的化學反應的總稱,這些反應使得生物體能夠生長和繁殖,保持它們的結構以及對環境做出反應。如果把生物體比作一輛行駛中的汽車,可以說代謝就是這輛汽車在行駛過程中將汽油轉化為動力的過程。代謝是生物體不斷進行物質和能量交換的過程,一旦這個過程停止,生物體的生命就會結束。

代謝有一個特點:無論是甚麼物種,基本代謝的途徑都是相似的。例如,羧酸作為檸檬酸循環中最為人所知的中間產物,存在於所有的生物體中,無論是微小的單細胞細菌,還是巨大的多細胞生物,如大象。可以說,代謝的這種相似性很可能是由於相關代謝途徑的高效率以及這些途徑在進化史早期就已經出現了。

通常，代謝被分為兩類：分解代謝和合成代謝。分解代謝可以對大的分子進行分解以獲得能量，比如細胞呼吸；合成代謝則可以利用能量來合成細胞中的各個部分，比如蛋白質和核酸等。

分解代謝，又稱異化作用，是一系列裂解大分子的反應過程的總稱，它的實質即生物體內的大分子，包括蛋白質、脂類和糖類被氧化，並在氧化中釋放出能量的過程。分解代謝在不同的生物體中產生的機制不盡相同，比如，有機營養菌通過分解有機分子來獲得能量；無機營養菌利用無機物作為能量來源；光能利用菌則會吸收陽光並將之轉化為可利用的化學能，可以說是一個蘿蔔一個坑。對於動物來說，分解代謝簡而言之，就是一個不斷將複雜的有機分子分解為簡單分子，並將其轉化為化學能的過程。

合成代謝，又稱為同化作用，是利用分解代謝所釋放的能量來合成複雜分子過程的總稱。不同的生物體所需要合成的各類複雜分子也不相同。自養生物，如植物，可以在細胞中利用簡單的小分子，如二氧化碳和水，來合成複雜的有機分子如多糖和蛋白質。異養生物[①] 則需要更複雜的物質來源，如單糖和氨基酸，來生產對應的複雜分子。

生物體的新陳代謝之所以可持續是靠它們這種關係維持的。若沒有分解代謝，生物體將沒有物質補給和動力來源，因為合成代謝需

---

① 異養生物指那些將外界環境中現成的有機物作為能量和碳的來源，將這些有機物攝入體內，轉化為自身的組成物質，並儲存能量的生物。 —— 編者注

要能量。而若沒有合成代謝，生物體將會被分解代謝消耗掉。合成代謝與分解代謝之間的平衡調節著人的體脂、肌肉量、老化速度及總體健康狀況。合成代謝和分解代謝對於人的生存是至關重要的，這兩種過程相互協作，相互激發，互相成就，所以對於一個生物體來說，這兩種形式缺一不可。

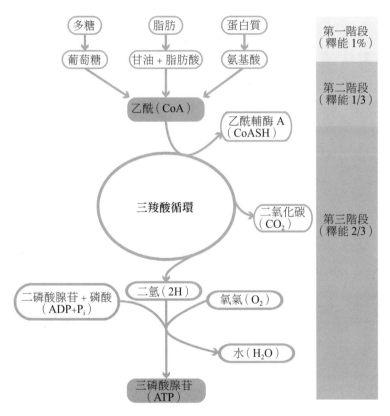

圖 3-3　三大營養物質氧化分解的三個階段

7 年之後，你不再是你了？

我們身體的細胞每三個月更換一次，隨著舊細胞的死去，新細胞會隨之誕生，由於不同細胞代謝的時間和間隔不同，將全身的細胞全部替換掉，需要 7 年的時間。所以從生理上來說，7 年以後，"你"就不再是"你"了。果真如此嗎？

我們知道，細胞代謝的確有一個週期，但不是所有的細胞都按照同一個週期來更新，所以上面提到"細胞每三個月替換一次"的説法實際是不準確的。我們人體共有 40 萬億 ~60 萬億個細胞，肝細胞需要 18 個月更新一次，皮膚上皮細胞的更新週期為 28 天，腸黏膜細胞則只需要 3 天。更新週期長的還有心肌細胞，瑞典科學家 2009 年證明心肌細胞以每年 1% 的比率更新，而且年齡越大更新越少，更甚之還有腦細胞和眼睛上的細胞，能伴隨我們終身。因此 7 年之後，你不再是你的説法並不準確。

代謝越慢，壽命越長？

美國"國家衛生研究院"進行了這樣一項研究，科學家們追蹤了600 多位志願者，發現新陳代謝速度快的人，老化的速度也比較快。相關的動物研究也指向類似的結果，與那些相對緩慢將食物轉化為熱量的動物相比，快速燃燒熱量的動物壽命偏短。

這是不是可以解釋烏龜的壽命為甚麼那麼長，運動員鮮有長壽者？

其實不然，美國從事這項研究的研究員吉普斯（Reiner

Jumpertz）表示，在一般未運動的情況下，身體新陳代謝速率高的人，早死的概率也相對較高，因為他們的器官損耗速度更快。但這項研究並未探討在運動的情況下，代謝率的快慢與壽命長短的關係。

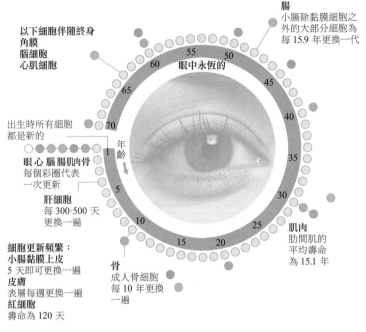

以下細胞伴隨終身
角膜
腦細胞
心肌細胞

腸
小腸除黏膜細胞之外的大部分細胞為每 15.9 年更換一代

出生時所有細胞都是新的

眼 心 腦腸肌肉骨
每個彩圈代表一次更新

肝細胞
每 300-500 天更換一遍

細胞更新頻繁：
小腸黏膜上皮
5 天即可更換一遍
皮膚
表層每週更換一遍
紅細胞
壽命為 120 天

骨
成人骨細胞每 10 年更換一遍

肌肉
肋間肌的平均壽命為 15.1 年

眼中永恆的

年齡

圖 3-4 人體細胞壽命

此外，新陳代謝中的代謝與基礎代謝率中的代謝並非一回事。新陳代謝是人體維持生命運行所進行的所有過程，能量的吸收、轉換、消耗、儲存等都屬於這一範疇。而基礎代謝則是指在靜態下身體維持生命所需的最低熱量。因此，新陳代謝慢並不意味著基礎代謝率就低。

事實上，新陳代謝是人體的正常生理機制，過快或過慢都不好。過快的新陳代謝會造成身體透支，讓器官早衰、危害健康、影響壽命。反之，新陳代謝過慢，基礎代謝率低會導致熱量聚積，脂肪過多，容易患上各種慢性病，同樣不會長壽。

至於壽命的長短其實是受物種限制的，每一個物種壽命的長短都有大致範圍。烏龜為甚麼活得久？是因為烏龜的內環境決定了它的代謝速率。科學家通過研究還發現，烏龜的細胞分裂代數比其他動物的多，比如人一般只有 50 代，而烏龜高達 110 代。而運動員因為身體長期處在高強度的訓練和壓力下，內在的正常新陳代謝被打破了，因此長壽的運動員不多見。

人體衰老之謎

既然人體無時無刻不在進行著新陳代謝，新細胞會取代舊細胞，那人體為何還會衰老呢？科學家們對此說法不一。有的科學家認為衰老的過程是由於細胞正常代謝過程中產生的自由基的有害作用造成的。有的科學家則認為，細胞的老化是因為細胞中產生了導致老化的物質。

美國洛克斐勒大學的細胞生物學家尤金尼亞從人體結締組織細胞中，分離出一種特殊的蛋白質，這種蛋白質只在老化的、停止分裂的細胞中才有，在年輕的細胞中不存在。她認為，這種蛋白質就是細胞老化的產物。也許正是這些老化的物質最終"殺"死了細胞。有的科學家認為細胞分裂有一定的極限，達到這個極限就會衰老死亡。美國科學家研究發現，人體細胞從胚胎開始分裂，連續分裂 50 代便全部衰老死亡，人的生命也就此終結。還有很多種學說，都從各種角度闡釋了我們為甚麼會衰老，但依然難以歸總，找到一個公認的導致衰老的"元兇"，也就是說，幾個世紀過去了，科學家們還沒有完全洞悉人類衰老的真相。現代醫學的進步延長了人類的壽命，但衰老依然在發生。

那麼是否有辦法能讓衰老來得更緩慢些呢？哈佛大學醫學院癌症遺傳學家羅納德（Ronald DePinho）改造了部分實驗小鼠，讓小鼠缺乏"端粒酶"——一種維持細胞活力的細胞酶。缺乏端粒酶的小鼠開始出現早衰現象，腸道損傷，小腦發育異常，不育不孕，嗅覺失靈。羅納德隨後又設計了一種可以刺激細胞產生端粒酶的藥物，給早衰小鼠用藥後，神奇地逆轉了小鼠早衰的情況，"返老還童"發生了。這也許是人類青春永駐的開端，但這項研究目前仍停留在實驗室的層面，對小鼠奏效不代表對正常的人類奏效，也就是說實驗離現實還有遙遠的距離。

或許，以營養干預來延緩衰老是可行性策略之一。美國南加州大學老年研究院院長瓦爾特·隆哥（Valter Longo）博士和他的研究團隊發現，隨著年齡增長，人體免疫系統呈現日漸衰退的趨勢，這意味著機體更容易被疾病打垮。而他們的研究成果表明，週期性的營養干預可以殺死老化和受損的免疫細胞，更新免疫系統，讓身體重新煥發生機與活力。該醫療團隊還發現，在營養干預的作用下，與衰老和應激有關的三種基因 IGF-1（類胰島素一號增長因子）、TOR（蛋白激酶）、PKA（蛋白激酶 A）表達水平下降。

曾有科學家發現低卡路里飲食可以延長壽命，也有科學家嘗試用藥物來幫助機體延長壽命，但可惜之處就在於，這些長壽的秘訣都僅僅是在實驗室內上演，還沒有在人類身上得到驗證，人類洞悉防止衰老之謎的路還很長，畢竟究竟是甚麼導致了衰老的說法眾說紛紜。

脂肪：無載體，不燃燒

脂肪容易累積，卻難以消耗，這是因為脂肪的代謝需要通過載體才能完成。作為載體的左旋肉鹼實際上就像一個搬運工，把脂肪酸一點一點地搬運到細胞內的線粒體中，這樣一來脂肪酸就能被"燃燒"產生能量。

我們知道，1克脂肪在體內分解成二氧化碳和水大概會產生9千卡的熱量，比等量的葡萄糖和蛋白質分解生成的能量高出一倍多。並且脂肪是不溶於水的，所以這就允許細胞在儲備脂肪的時候，不需要同時儲存大量的水，而且相同重量的脂肪比糖解時釋放的能量又多得多，這對人體意味著甚麼呢？意味著儲存脂肪比儲存糖要划算。所以你瞧，人體就要偷懶了，甚至還演化出獨特的脂肪細胞和脂肪組織。這也就為無數因減肥尋死覓活的"癡男怨女"埋下了禍根。

脂肪的分解與燃燒

我們身體裡的主要能量來源是碳水化合物，但這種來源被耗盡時，三羧酸甘油酯中的脂肪酸會被分解為備用能量來源。三羧酸甘油酯除了能在血管中找到，還被存儲在脂肪組織細胞中以備需要能量時使用。當糖原供應或碳水化合物葡萄糖的存儲形式被用盡時，或飲食中的碳水化合物不足、難以滿足身體的能量需求時，我們的身體就會開始從脂類中攝取能量，也就開始了脂類的代謝。

脂肪的分解代謝，又叫脂肪動員，簡單來說，指的就是積蓄在組織裡的脂肪被分解為脂肪酸，釋放到血液裡的過程。在身體裡的肌肉吸收脂肪酸後，我們的脂肪細胞會以肌紅蛋白、線粒體為媒介，消耗氧氣並分解為二氧化碳和水，釋放能量，這就是脂肪的燃燒。

燃燒的載體：肉鹼

肉鹼（carnitine），或音譯卡尼丁，是一種類氨基酸，它還有一個更常見的商品名稱：左式肉鹼或左旋肉鹼。它是脂肪代謝過程中的一種關鍵物質，能促進脂肪酸進入線粒體氧化分解。在生物的細胞裡，當脂肪新陳代謝產生能量時，肉鹼會把脂肪酸從細胞質中運送到線粒體內，以防止脂肪酸積聚在細胞內。我們知道，線粒體可以燃燒脂肪，使之釋放能量，所以左旋肉鹼實際上就像一個搬運工，把脂肪酸一點一點地搬運到細胞內的線粒體中，這樣一來脂肪酸就能被"燃燒"產生能量。可以說肉鹼的功能主要是幫助脂肪進行代謝，它是脂肪燃燒的必需品。

正是因為這一理論基礎，左旋肉鹼近年來成了廣大藥商的新繆斯。1982 年意大利足球隊運動員服用左旋肉鹼一舉奪冠後，此物便開始風靡全球，一時成為營養補劑的新寵，並且很多減肥藥開始把左

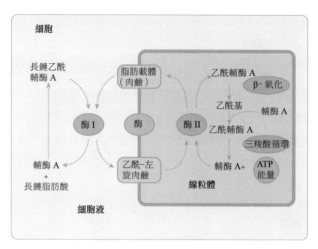

圖 3-5　左旋肉鹼的作用

旋肉鹼當作藥劑的成分之一。

　　有的人可能會想，既然左旋肉鹼有此功能，那我們只要服用左旋肉鹼，讓它不斷地幫我們搬運脂肪酸就可以了，這樣我們就不用辛苦地減肥了。沒錯，道理是這個道理，但是大家卻忽略了一個事實，左旋肉鹼只是個運載工具，它能運載多少脂肪並不取決於工具多了多少，而在於是否有那麼多脂肪酸需要搬運。換句話說，人體若不進行消耗，空有左旋肉鹼也無用。

　　在葡萄糖消耗完的前提下，身體開始動用脂肪，這時候左旋肉鹼開始發揮作用。在這種狀況下，運動的重要性就體現出來了。左旋肉鹼和脂肪酸的關係就像路和車的關係，就算路再寬，沒車跑，通行量也一樣低微。所以，如果運動量不大，脂肪消耗不多的人，只是增加左旋肉鹼其實並不會增加脂肪的氧化功能。只有對於運動量大、單位時間內消耗能量較多的人士，額外服用左旋肉鹼才能幫助消耗更多的脂肪。

另外，左旋肉鹼作為脂肪酸搬運工的工作效率還受到其他因素，如酶活性的影響。同時，酶的活性還直接影響到線粒體內脂肪酸被氧化釋放能量的速率。而細胞中酶活性的高低又會受到其他如輔酶、營養和內環境等因素的影響。所以，肉鹼的充足供應僅僅是脂肪有效燃燒的必要條件之一。

肉鹼無害？

肉鹼作為一種類氨基酸，也是人體體內合成的物質，能促進人體疲勞的恢復，也能延緩人的衰老過程。1984 年人們已經明確左旋肉鹼是一種很重要的營養劑，非常安全，在嬰兒配方奶粉中也有添加。於是肉鹼被很多藥商打上"無害"的標籤，廠家叫著喊著"吃吃看，吃了又不會有副作用"。那麼，肉鹼真的無害嗎？

2013 年，美國克利夫蘭診所研究人員斯坦利·哈森聲稱，肉鹼可能是引發人們患上心血管疾病的主犯。人們通常認為，紅肉中的膽固醇和飽和脂肪是引發心血管疾病的元兇，但在瘦紅肉中，膽固醇和飽和脂肪的含量並不高，而肉鹼的合成主要是來源於紅肉。斯坦利說，在老鼠和人體實驗的結果顯示，腸道中的細菌可以將肉鹼分解成氣體，而這種氣體在肝臟中被轉化為一種叫作氧化三甲胺的化學物質。研究結果顯示，氧化三甲胺與血管脂肪沉積存在密切聯繫，可以導致人體動脈粥樣硬化，從而引發心血管疾病。

但也有專家堅定地認為左旋肉鹼是絕對安全、不容置疑的。

1993 年左旋肉鹼獲得美國食品、藥品管理局（FDA）和世界衛生組織（WHO）的認可，美國專家委員會確認左旋肉鹼的安全性，德國衛生部規定使用左旋肉鹼無須最高上限。1996 年，中國第十六次全國食品添加劑標準化技術委員會允許在飲料、乳飲料、餅乾、固體飲料、乳粉中使用左旋肉鹼。1997 年中國衛生部發 13 號文件認定左旋肉鹼為安全營養強化劑。它還是市場上高檔嬰兒配方奶粉的營養成分之一。目前，世界上已有 22 個國家和地區允許在嬰兒奶粉中加入左旋肉鹼，以預防肉鹼缺乏症。

而經調查發現，有許多服用者稱，服用左旋肉鹼後會出現心慌、盜汗、腹瀉、頭暈等綜合反應，看來肉鹼真的 "有害"？不盡然。在這裡還是要給大家提個醒，左旋肉鹼造價昂貴，很多市面上流行的所謂 "左旋肉鹼" 的藥物很有可能是一些不法商家為了眼前利益，違反職業道德，將非法的 "西布曲明成分" 添加到左旋肉鹼減肥產品中，製成 "工業左旋肉鹼"，這種化學制劑會讓人產生頭暈、噁心、反胃等症狀。所以購買時一定要小心，當心買到 "假左旋肉鹼"。至於肉鹼是否有害這個問題，專家們也爭論不休。綜合市面上的藥物監管情況來看，我們還是堅定地相信天然減肥法比較靠譜。

給自己補充點酶？

> 在我們的身體裡，有這樣一種物質，它不但影響人體正常的新陳代謝，還促使一切與生命有關的化學反應順利進行，這種物質就是酶。

酶與人類的關係，可以追溯到遙遠的太古時代，當時的人類已經開始將微生物的發酵技術用到食品加工上。比如，古埃及通過發酵製作麵包、釀造啤酒，日本也從繩文時代就開始利用發酵技術來釀酒。到了 19 世紀中葉，酶才被科學家們發現。法國科學家路易·巴斯德（Louis Pasteur）對蔗糖轉化為酒精的發酵過程進行了研究，認為在酵母細胞中存在一種活力物質，命名為"酵素"（ferment），也就是酶。

酶是甚麼？

酶是一種大分子生物催化劑，其本質是一種具有生物活性的蛋白質。它能加快化學反應的速度，即催化作用。每一種生物的生命過程，都離不開酶。如果沒有酶的催化，生物體連最基本的食物消化以及氧的呼吸都不能進行。可以說，沒有酶，也就沒有生命體。

　　和所有的催化劑一樣，酶通過降低反應所需的激活物質來加快化學反應的速率。一些酶可以將底物轉化為產物的速率提高數百萬倍。比如我們食物中的葡萄糖和氧反應變成二氧化碳和水，若沒有催化劑，在常溫常壓下，反應的完成會需要幾年或更長的時間，若要加快速度，需要 300 攝氏度以上的溫度才行，這對於生物體來說簡直是無稽之談。而在身體裡酶的催化作用下，常溫常壓就可以讓反應瞬間完成。

　　酶是一種十分專一的物質。絕大多數酶只催化一種物質的一種反應，即使結構非常相似的物質也不會發生反應，因此為了保證生物體內成千上萬種物質的反應，就需要有各種相應的酶。人體內已發現的酶大約有 700 多種，它們保證了人體生命過程的正常進行，若一旦由於某種原因造成某一種酶的缺失，或催化活性低下，人的新陳代謝就會不正常，進而發生疾病，甚至死亡。

披著"洋外衣"的"土大炮"

　　酶的這一作用機制，又被商家利用了起來。近幾年來，一股"水果酵素""清脂酵素"的風潮從日本颳來，"酵素"二字從日本傳來，一被賦予了這一陌生的字眼兒，彷彿就立馬變高端了。有過生物學基礎的人應該都知道，所謂的"酵素"實際上就是酶。商家們號稱"水果酵素""清脂酵素"可以增強人體的活性，幫助人們"養顏""排毒"，甚至號稱可以直接幫助燃燒脂肪。我們先來看看這些神奇的

"酵素"到底是甚麼。

　　網上盛傳著許多酵素製作的"菜譜"，比較通行的方法是將水果洗乾淨，切成塊，混合在一定比例的糖和水裡，密封後放上一兩個星期，就可以得到有神奇功效的酵素了。這個方子聽著怎麼這麼熟悉？我們好像……在哪兒見過？此時的你一拍腦袋才想起，這不就是你家廚房裡放著的泡菜嘛！只是泡菜將水果換成了蔬菜，糖換成了鹽和辣椒。網上很多所説的"水果酵素"實際上就相當於沒加鹽和辣椒的"泡菜汁"而已。那麼這樣的"泡菜汁"能減肥？此時，你的心裡又畫上了一個巨大的問號。

戳破神奇酵素的謊言

　　為了弄清楚酵素是否有著宣傳語般神奇的功效，我們先來看看酵素裡有甚麼。通過"加糖、密封存放"的方法我們得到了一罐自然發酵過的"酵素"，它嚐起來酸酸甜甜的。甜味來源於事先加入的糖類以及水果本身的糖分，而酸味則來自於製作過程中繁殖形成菌落的乳酸菌，我們所吃的泡菜、醃菜裡的酸味也來自於此。也有人反映自己的"酵素"裡帶著酒味，這是另一種微生物酵母菌活動的結果，當容器中的氧氣被耗盡時，酵母就會把糖分轉化為酒精，這就是酒味的來源。這一瓶我們精心釀製的"水果酵素"，它的成分跟廚房裡放著的泡菜汁沒有甚麼本質上的區別。假設我們服用的是市面上正規生產的酵素藥物或者粉末呢？是不是就不是"土大炮"了？

　　即使"水果酵素"中含有我們所需要的酶物質，它也需要經歷胃液的考驗。人體的胃液是強酸性的，會讓幾乎所有的蛋白質變性，失去催化功能。同時，消化液中的蛋白酶可以攻擊任何蛋白質，把它們切成碎片，被切開的蛋白質無法保留原有的空間構型，也就失去了活性，酶作為一種具有生物活性的蛋白質亦逃脫不了此命運。那這裡面的酵母菌和乳酸菌是否能起到保健作用呢？就科學家目前對菌落的研究來說，飲食攝入微生物對改善人體腸道菌落的效果很不理想。前文已經講過，服用益生菌遠沒服用益生元靠譜。

因此，想要通過酵素起到保健作用，可能性微乎其微，與其想通過吃酵素來保健，還不如多吃原汁原味的水果給自己補充點兒維生素更切合實際。

小心自製"酵素"的潛在危害

看到這裡你可能要問了，就算沒有保健功效，自己做了當日常飲品圖個心理安慰總可以吧？答案同樣是否定的。由於"水果酵素"採用的是自然發酵，發酵過程中的菌落構成受起始條件的影響很大。除了酵母菌和乳酸菌外，還有其他的微生物蓄勢待發。一旦製作過程稍有不慎，這些雜菌就可能"佔地為王"，這樣存在不可控因素製作出來的酵素無疑就像買彩票，隨時都可能"中獎"。

不只是菌落超標，如果方法不當，家庭自製酵素或自釀葡萄酒甚至可能導致中毒。每年到了葡萄豐收的季節，一些喜歡 DIY（自己動手製作）的人就會嘗試著自己釀造葡萄酒，結果很有可能喝下去的不是美酒，而是毒酒。這是因為葡萄在發酵過程中，葡萄皮中的果膠在果膠酶或熱能作用下會分解出甲醇，而家庭中一般並無去除甲醇的裝置。

　　好了，即使你可以保證你的"酵素"在製作過程完美無瑕，沒有雜菌和甲醇的困擾，但不要忘了還有其他的物質，比如亞硝酸鹽。這個名字是不是很熟悉？沒錯，它在致癌物質之列。在乳酸菌發酵過程中，亞硝酸鹽呈先上升再下降的變化趨勢，濃度峰值在 1 週左右時達到最高，隨後下降。而一週左右是網上一些"水果酵素"推薦的飲用時間。在工業生產泡菜、醃菜的過程中，通過對菌種的選擇和生產條件的控制，可以盡可能地降低這些對人體無益甚至有害物質的產生，而對於自製的"水果酵素"、泡菜、醃菜等，由於無法控制菌種和生產條件，因而存在很大的風險。在健康觀念越來越深入人心，提倡少吃泡菜、醃菜的今天，人們反而追捧起本質上並沒甚麼不同的"酵素"，實在是莫大的諷刺。

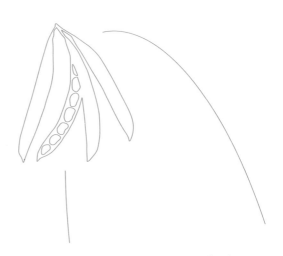

第四章　疾病：紊亂的代價

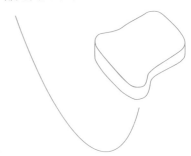

每一種打破平衡的行為都會付出沉重的代價。

大到國家的災難、戰爭，

小到生命個體的悲傷、憤怒、痛苦、疾病，

都是由於不平衡導致的。

從傳染病時代到慢性病時代

伴隨著衛生和防疫體系的成熟與完善，人類基本上戰勝了病菌傳播帶來的大範圍傳染病，一些新型病毒的危害大多也是可控的。而慢性病卻躍居首位，成為致死率極高的頭號殺手。

在史提芬蘇德堡執導的電影《世紀戰疫》(*Contagion*)中，人類社會發生了一場類似瘟疫的浩劫，這種新型致命病毒在幾天之內便席捲全球，由此展開了一場人類和疫病的搏鬥。在影片的最後，時光倒流回災難之始，揭示了病毒的來源：一名叫貝斯的男子駕駛著一輛推土機，撞到了一棵有蝙蝠巢穴的棕櫚樹，蝙蝠四散而逃，飛過了一個豬圈，並將一塊香蕉扔在了豬圈裡，結果香蕉被豬吃掉，這就是電影裡由豬和蝙蝠命運相交引發的 MEV-1 病毒的由來。第二天，貝斯與正在處理豬的廚師握了手，使得貝斯成為 MEV-1 病毒的一號病人，再回首貝斯撞下棕櫚樹的一幕，頗有種因果報應的宿命意味。

動物引發的危機

電影裡危機蔓延的鏈條，讓人不禁想起 1997 年發源於馬來西亞的立白病毒，這種病毒同樣也是因毀林干擾蝙蝠群而產生。再近一些，還有 2003 年的 SARS 疫情以及 2009 年 H1N1 的流感病毒，前者起源於果子狸，後者起源於禽類。再看整個近代史肆虐人類世界的主要殺手：天花、瘧疾、霍亂、肺結核以及麻疹等流行病，都是從動物的疾病引發的傳染病。因此，人類疾病源於動物幾乎成了人類致病模式的廣泛成因。

當然，本質上，動物並不會讓我們"生病"。我們同大多數物種的相互作用，就像你跟長頸鹿一樣和平，你不會使它"生病"，它也不會使你"生病"。無論是人類還是長頸鹿，都不需要演化出相互防禦的功能，因為長頸鹿不用指望我們為它繁衍後代，也不指望人類作為它的宿主當它的食物，它們所有的繁殖與覓食皆可自力更生，人類亦同，二者就像兩條平行線。但病菌不是，病菌就像直線上的一個拐點，干擾著這條軌跡，所以以幕後殺手實際上是病菌。你看，無辜的動物們不知道背了多少黑鍋，我們常說某某動物是某某病的病源，殊不知其實是在說寄居在某某動物身上的某某細菌是某某病的病源。

病菌們都在想些甚麼？

我們可以嘗試站在病菌的角度來考量這個事情。本質上，病菌的演化和其他物種並沒有甚麼區別，它所做的一切只有一個目的，那就是盡可能地繁殖下去，讓自己物種的基因遍佈全球。我們知道，病菌以宿主身上的養料為食，然而當宿主死去或產生了抵抗力，病菌又沒有翅膀也沒有腳去到另一個宿主身上時，該怎麼辦呢？於是它們開始耍花招，想盡一切辦法在潛在的受害者之間進行傳播。

其中最不費力的方式就是等待，等待宿主被吃然後傳染給下一個受害者。比如沙門氏菌就是因為人類吃了已被感染的蛋或者肉類而感染上的；引起旋毛蟲病的寄生蟲就是因為人類吃了未煮熟的豬肉而進入人體內的。而有的病菌則是通過各種方式"轉車"，前往下一個目的地——下一個受害人體內，載著它們的"司機"可能是蚊子、跳蚤、蒼蠅等生物。其中最為卑鄙的還有通過母嬰傳播的，它們通過婦女傳給嬰兒，使嬰兒未出生即攜帶著這些病菌，比如艾滋病病毒。感冒病菌、咳嗽病菌的手段就更厲害了，它們誘使宿主打噴嚏或者咳嗽，把病菌傳播到空氣中或者噴射到新宿主身上。狂犬病病毒則是驅使被感染的狗亂咬，以進入新的受害者體內。

這些都是病菌們聰明的演化策略，然而"宿主"們也不甘示弱，為了繼續生存下去，人類也在進行著相對的進化。比如我們生病和受到感染時的一個普遍反應就是發燒，體溫的調節實際上就是要烤死那些寄宿在我們身上的細菌。我們還有另外一個反應即把身體的免疫系統動員起來，運用免疫細胞殺死外來病菌，並且，在抵抗某種受到感染的病菌時，我們還會產生特定的抗體，使得今後不會再次受到感染。這也是接種疫苗的原理，注入已死的或者變弱的菌株，促使我們產生抗體，從而達到預防的作用。當然，也有些頑強的病菌在防禦系統面前就是不屈服，它們學會了改變自身能被抗體認出來的分子結構（即抗原）而得以存活。比如流行性感冒病毒就會通過不斷地演化來改變自身的抗原，這也是為甚麼你明明在兩年前就得過流感，現在仍然免不了感染的原因。

大規模傳染病的發生

回望人類社會的傳染病史，14 世紀在歐洲肆虐的鼠疫（又稱黑死病），導致歐洲損失了超過三分之一的人口，英國、法國的部分地區死亡人數甚至佔總人數的 60% 以上；而霍亂自 1826 年到 1923 年不到 100 年間發生了 6 次大流行，並且在短時間內由一種"地方性疾病"擴散為"世界性流行病"；於 1918 年開始在美國大兵中流行開來的西班牙流行感冒，造成了約 4000 萬至 5000 萬人死亡，遠遠超過了"一戰"的死亡人數，並且感染人數多達 6 億，要知道，當時全球人口只有 12 億。

疫情的大規模暴發跟人類生活、社會形態的變化脫不了干係，可以說農業社會的形成即大規模傳染病形成的開端。農業社會定居的生活方式比狩獵採集維持了更高的人口密度，不同於時常更換住處的非定居式生活，在農業社會裡，人們生活在自己產生的污水和廢物當中，排出去的廢水又成為飲用水被喝進身體裡，為病從口入提供了絕佳的捷徑。為了給農作物提供肥料，人們還會把糞便收集起來撒在農作物上，糞便裡病菌和寄生蟲附著在糧食上，進入人們的胃中。人類聚居地成了一個巨大的病菌養殖場。病菌又借由交通體系的發達、人口的遷移、全球化貿易，開始進行世界旅行，選擇合適的地點安家落戶。

當然，並不是所有傳染病都有成為大規模流行病的潛質，它也需要天時地利人和才能氾濫成災。首先，它需要能快速高效地進行傳播，即能使人在很短的時間內受到感染。其次，它得是"急"性病，即在很短的時間內，要麼康復，要麼死掉。那些幸運的康復的人會產生相應的抗體，很可能再也不用擔心這種病的復發。最後，這些病往往只在人類群體中傳播。這也導致疫情總是一陣接一陣，你以為它已經走遠，殊不知過個十幾年它又回來"探親"了，比如 1826 年到 1923 年之間連續發生了六次霍亂大流行。原因很簡單，產生抗體的人會康復或獲得免疫力，因此活了下來，相反則很快死去。由於病菌必須藉助寄主才能存活，無法產生抗體的人逐漸都死掉後，這種病也就消亡了。直到又一批後代碰上易受感染的條件，病情又迅速開始。所以，有的人說，疫情來得越快越猛走得往往也越快，無法產生抗體的人會很快死去，疾病也隨之消逝，至少到現在，病情再可怕，還沒有哪一種疫病會讓人類滅絕。

慢性病的時代

　　現在，隨著醫療條件和衛生條件的改善，大多數傳染病都得到了控制，比如 1980 年，世界衛生組織宣佈天花滅絕，世界各地也在積極進行艾滋等新興病毒的防治計劃。但人類與疾病的抗爭仍未結束，傳染病雖已被人類關進牢籠稍稍收斂，與環境變化、工業化等現代生活因素密切相關的慢性病卻接踵而來。

　　慢性病（NCDs）跟傳染病一樣，並非特指某種疾病，而是指一類不構成傳染、起病隱匿、具有長期積累形成疾病形態損害的疾病的總稱，比如心腦血管疾病、癌症、糖尿病等我們在當代生活中常見的疾病。

根據世界衛生組織的統計，2012 年，全球共有 3800 萬人死於慢性病，佔當年總死亡人數的 68%，每年還有至少 500 萬人死於煙草濫用，近 800 萬人死於高血壓，並且這個數字還在不斷地攀升，預計在接下來 10 年還將上升 20% 左右。

如果保持現在的增長趨勢，到 2020 年，發展中國家每 10 名死亡人口中就有 7 人死於慢性病，到 2030 年全球每年將有 5200 萬人死於慢性病。據中國 2017 年的健康大數據顯示，中國總人口中超重或肥胖症達 7000 萬~2 億人，高血壓人口達 1.6 億~1.7 億，脂肪肝患者達 1.2 億，糖尿病患者為 9240 萬人，高血脂患者為 1.6 億人。慢性病患病率達 20%，死亡數佔總死亡人數的 83%。相較曾經令人聞風喪膽的傳染病，慢性病更稱得上是現在人類健康的頭號殺手，可以說我們逐步由 "一刀見血" 的傳染病時代步入了 "凌遲" 式的慢性病時代。

而大多數慢性病的產生都跟生活習慣有關。隨著經濟水平的不斷提高，人類放開了自己的胃口，隨著交通方式和智能科技的進步，人們收束了自己的手腳，不健康飲食、運動匱乏逐步導致高血壓和超重，抽煙、酗酒等能給人體帶來快感的不良生活方式更危害著身體器官。這些由現代文明引發的疾病，被稱為 "富貴病"。

"富貴"也是一種病

"富貴病"既與生活水平提高有關，也與不健康的生活方式有關，管不住嘴，邁不開腿，身體發福，體能下降，日積月累，人類與疾病只有一步之遙。

黑死病、麻風病、霍亂是特定時代的特殊疾病，它們作為一個時代的表徵，從側面反映出了一個時代以及社會的風貌。在物質文化極大豐富的當代，我們不再受這些傳染病的威脅，卻因物質的豐盛被投入"現代文明病"的牢籠。肥胖、高血脂、高血壓、冠心病、糖尿病、痛風等"富貴病"恰恰是我們這個富裕時代的最佳詮釋。

生活富裕後，吃得好也吃得多，能量過剩的同時活動量卻越來越少，人長期嬌慣自己的身體，體質當然會退化。這跟古人常説的"滿招損"也是一個道理，"富貴"久了，身體器官長期處於過度勞累狀態，難免要虧損。過多食用脂肪類等精細食物，廢物長時間停留在體內，拉長了人的新陳代謝時間，就會造成肥胖，大多數的"富貴病"都跟肥胖有關。

　　美國研究者卡特勒（Culter）在其文章《為甚麼美國人越來越肥胖》中闡述，在美國，頂層管理者更有能力購買健康的食品和健身服務，因此較少成為高血壓和糖尿病等疾病的發病人群。而底層民眾則恰好相反，因無力支付健康食品的高價格，只能選擇高油高糖的垃圾食品，於是也就成為這些疾病的易患人群。調查顯示，過去30年，美國的肥胖人口增長已逾一倍，兒童和青少年肥胖更是猛增近兩倍。根據世界衛生組織的數據，2014年，全球18歲及以上的成年人中有超過19億人超重，其中6億人肥胖。曾被視為財富和優渥象徵的"肥胖症"如今已在全球蔓延開來。

　　據CHNS（中國家庭健康調查）的數據顯示，中國肥胖的高發人群與美國截然不同。中國的肥胖者往往都是管理者等社會頂尖人群，大多都需要赴宴應酬，工作模式是久坐式的，由於營養過剩且缺乏鍛煉，成為肥胖的高發人群。而位於底層的勞動人群由於工作強度大且高熱量食品攝入少，往往體型相對較瘦。但隨著近年來國家經濟發展、人民生活水平逐步提高，"富貴病"已開始呈現平民化的趨勢。世界衛生組織的數據顯示，在中國13.7億人口中，成年人超重和肥胖比率從2002年的25%上升到2010年的38.5%。根據中國疾病預防與控制中心營養健康所所長丁鋼強所做的《中國居民體重問題現狀》的報告，2017年，中國成人超重肥胖率為42%。《英國醫學雜誌》的一篇評論也説，中國的肥胖問題上正以"令人擔憂的"速度增長，有近一半的人口體重超標，兒童肥胖人數在15年裡增加了28倍。中國在肥胖問題"趕英超美"的速度著實讓人驚訝，現在全球有近五分之一的體重超標者是中國人。

肥胖的主因

　　主流科學家們對肥胖成因的看法大多一致。儘管跟狩獵採集時代相比，人類的體力活動已經大幅減少，但對於高熱量食物的攝取卻一直保持穩定，甚至有所增加。不得不説，雖然城市化和工業化的變革促使人們轉向久坐式的生活方式，但這種趨勢在好幾代人以前就已經形成，而肥胖主要是在過去 30 年才開始激增，可見很有可能是攝入的食物的變化對肥胖起了作用。在戴維・凱斯勒（David Kessler）的書《饕餮的終結》（The End of Overeating）裡談到，隨著工業文明的發展，精心準備的、定時而健康的家庭飲食走向了衰亡，取而代之的是全天的"過度飲食"，結合著積極進行營銷、隨處可得、價格低廉而且分量超大的"超加工食品"—— 這些食品往往含有過多的脂肪和糖，這可能是當代人走向"寬體"世界的原因之一。

　　英國羅浮堡大學的生物人類學教授巴里・博金（Barry Bogin）有一項很有趣的研究，他在觀察美國佛羅里達州印第安敦的瑪雅人兒童超重或肥胖的情況時發現，肥胖很可能跟表觀遺傳學有關，環境可能會引起人類的表觀遺傳學發生改變，從而影響身體儲存多餘能量的方式。他説："如果祖母和母親都捱過餓，那麼這種遭遇會以某種方式遺傳給兒童。他們似乎知道會有生活窘困、食物不足的時候，所以當境況稍有好轉，就盡可能地吃，身體也會優先將這些額外的能量轉化為脂肪儲存起來。"也就是説，父母和祖輩們捱餓的遭遇很有可能繼續影響後代，並影響著後代的脂肪儲存機制。祖輩前世沒吃到的，我們會加倍補償給自己的基因，祖輩前世沒囤下的脂肪，我們的身體會積極地把它囤積下來。

此外，環境污染也是肥胖症多發的原因之一。在傳統的觀念中，環境污染與肥胖的關係似乎有點遠。美國《環境科學》雜誌刊登了一項西班牙的最新研究成果，西班牙格拉納達大學胡安·佩德羅·阿萊波拉博士團隊對格拉納達市兩家醫院外科接診的近 300 名肥胖症患者進行了生化分析，結果發現，這些肥胖人群脂肪組織中持久性污染物（POPs）的水平較高。

阿萊波拉博士認為，這些持久性污染物在環境中存在數年甚至幾十年，它們通過環境循環進入食物中，被人體吸收後，在脂肪中累積。科學家已經證實，這些污染物的累積水平與肥胖症、血膽固醇水平、血脂水平等均有密切關係。

綜上所述，毒素普遍存在於周圍環境和我們的體內，以水溶性或脂溶性分子進入我們的肝臟，進而影響到體內許多酶的活性，造成代謝失調，比如肝中調節葡萄糖轉化、影響食慾的 FBPase（二磷酸酶）失調，嚴重的甚至會導致疾病的發生。

水溶性的毒素容易通過腎臟代謝，以尿液的形式排出體外。但脂溶性的毒素深藏於脂肪中，難以排出體外。脂溶性的毒素長期在體內積累，細胞內酶的活性漸漸降低，代謝紊亂，人體對營養的吸收和轉化率也會相應減弱，這是營養失衡的根本原因，也是造成肥胖和其他慢性病的因素。

因此，排出體內毒素、提高酶的活性是細胞修復、身體機能改善的關鍵。

"富貴病"一點也不富貴

我們知道,肥胖往往伴隨著"富貴病",二者往往不可分割,同時又像時刻懸在人頭頂的看不見的魔鬼之手。比如,痛風在歷史上即被視為"國王病"或者"富人病",往往發生在吃很多肉、喝很多酒或者超重的人身上,在約 75% 的病例中,腹部肥胖、高血壓、胰島素抵抗與痛風同時發生。肥胖也往往與 II 型糖尿病不可分割。糖尿病的病因之一是基因遺傳,之二是環境條件因素,肥胖即環境條件因素。

表 4-1　體重指數與疾病風險的關係

	體重指數（kg/m^2）									
	26	27	28	29	30	31	32	33	34	35
全因死亡（vs.BMI<19）		60%			110%			120%		
心血管疾病死亡（vs.BMI<19）		210%			360%			480%		
癌症死亡（vs.BMI<19）			80%					110%		
II 型糖尿病（vs.BMI<22~23）		1480%		2660%		3930%		5300%		
高血壓（vs.BMI<23）	180%			260%			350%			
骨關節炎（vs.BMI<25）						400%				
膽囊結石（vs.BMI<24）		150%				270%				

肥胖者血循環中的性激素平衡被破壞，尤其是腹部脂肪過多的女性常有排卵異常、雄激素過多，往往伴有生殖功能障礙，有的中度肥胖婦女發生多囊性卵巢綜合徵。由此可見，肥胖往往伴隨著內分泌失調。另外，2015 年《中國居民營養與慢性病狀況報告》也明確地指出"吸煙、過量飲酒、身體活動不足和高鹽高脂不健康飲食是慢性病發生發展的主要行為危險因素"。

"富貴病"和肥胖並不意味著人真的富貴，要知道，真正"富貴"的人是非常警惕"富貴病"的。美國前總統布殊可以説是堅持鍛煉的楷模，因工作繁忙經常利用一切可以利用的時間跑步，他曾經在訪問墨西哥途中，在空軍 1 號的跑步機上跑了起來，可以説走到哪裡就跑到哪裡。澳大利亞政壇的"常青樹"前總理霍華德表示自己經常鍛煉，每日都要散步，因此才能在政壇角逐 30 年仍屹立不倒。新加坡前總理李光耀年過古稀仍然頭腦清醒、精神矍鑠，他説他無論是在家還是出國，每天都雷打不動地要跑步 20 分鐘。世界上日理萬機的政要們尚且如此，那麼，你呢？

聽説消滅肥胖細菌可以讓人減肥

肥胖作為 21 世紀的世界性難題，每年全球各地都有大量的經費用於肥胖研究，但對於肥胖控制的效果仍然難以讓人滿意，對於減肥，專家們還是只能勸減肥者"管住嘴，邁開腿"。然而控制飲食、積極進行鍛煉等方式對於忙碌的現代人來説困難重重，怎麼就會沒有吃吃喝喝而又輕輕鬆鬆的瘦身方式呢？聖路易斯華盛頓大學的微生物學教授傑弗伊夫利·高登（Jeffrey Ivan Gordon）告訴我

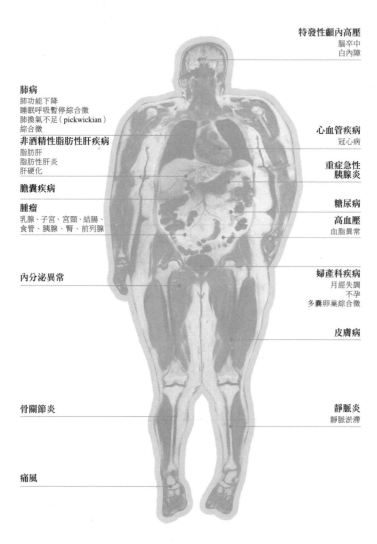

特發性顱內高壓
脳卒中
白內障

肺病
肺功能下降
睡眠呼吸暫停綜合徵
肺換氧不足（pickwickian）
綜合徵

非酒精性脂肪性肝疾病
脂肪肝
脂肪性肝炎
肝硬化

膽囊疾病

腫瘤
乳腺、子宮、宮頸、結腸、
食管、胰腺、腎、前列腺

心血管疾病
冠心病

重症急性
胰腺炎

糖尿病

高血壓
血脂異常

內分泌異常

婦產科疾病
月經失調
不孕
多囊卵巢綜合徵

皮膚病

骨關節炎

靜脈炎
靜脈淤滯

痛風

圖 4-1　肥胖併發症

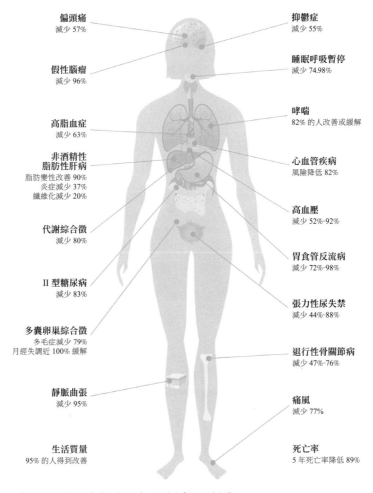

偏頭痛
減少 57%

抑鬱症
減少 55%

假性腦瘤
減少 96%

睡眠呼吸暫停
減少 74.98%

哮喘
82% 的人改善或緩解

高脂血症
減少 63%

心血管疾病
風險降低 82%

非酒精性
脂肪性肝病
脂肪變性改善 90%
炎症減少 37%
纖維化減少 20%

高血壓
減少 52%-92%

代謝綜合徵
減少 80%

胃食管反流病
減少 72%-98%

II 型糖尿病
減少 83%

張力性尿失禁
減少 44%~88%

多囊卵巢綜合徵
多毛症減少 79%
月經失調近 100% 緩解

退行性骨關節病
減少 47%-76%

靜脈曲張
減少 95%

痛風
減少 77%

生活質量
95% 的人得到改善

死亡率
5 年死亡率降低 89%

當 BMI 從大於 30 降到小於 20 時，人體健康狀況的改變

圖 4-2　減肥的好處

們，他養的小白鼠就可以大吃大喝、頤養天年，卻一樣不會胖。

　　高登及其實驗室將小鼠分為兩組，一組生活在正常的條件下，而另一組則生活在無菌的環境裡，體內也基本沒有細菌。研究小組為兩組小鼠提供充足的食物，任它們吃喝，然而高登卻發現無菌鼠到最後仍然十分苗條，而正常的小鼠早就胖得像球了。高登在美國《國家科學院學報》上發表論文指稱，無菌環境裡餵養出來的小鼠身體脂肪比對照組的普通鼠少 42%，並且，它們的食物比普通鼠要多出 29%。後來，高登還把無菌鼠轉移到正常環境中，這樣無菌鼠的消化道裡又像普通鼠一樣有著許多細菌，結果 "不會胖" 的無菌鼠們也迅速發胖。高登對小鼠的肥胖和腸道菌落的研究引發了學界的軒然大波。

　　一年後，高登實驗室裡的另一位博士後露絲‧萊伊（Ruth Ley）在對比基因基本相同的瘦鼠和胖鼠時發現，胖鼠和瘦鼠消化道內的細菌是不同的。我們知道，消化道的細菌主要分為兩大類，一類稱為 "硬壁菌"（firmicutes），另一類是 "擬桿菌"（bacteroideae）。萊伊的研究發現，瘦鼠消化道裡的細菌主要屬於擬桿菌，胖鼠體內的擬桿菌比瘦鼠少一半，主要由硬壁菌組成。

　　後來，萊伊徵集了 12 名肥胖的志願者，讓他們堅持在食物選擇上偏向低脂肪和低碳水化合物，並堅持了一年。一年裡，萊伊定期跟蹤志願者們消化道的細菌構成，並與另外 5 名體重正常的志願者進行對比。在實驗開始時，肥胖者腸胃中的細菌有 90% 以上是硬壁菌，只有 3% 是擬桿菌；相比之下，普通人體內細菌有 30% 是擬桿菌。堅持減肥飲食一年後，肥胖者的體重普遍有所下降，體內硬壁菌比例降到 73%，而擬桿菌增加到 15%。這為高登的腸道菌落和肥胖有關的研究提供了有力的證據。

腸道菌落與肥胖

我們都知道，消化道內有著大量的共生微生物，其中大多數都是細菌，它們共同構成了一個重要的組織 —— 腸道菌落。這些細菌彼此依存，一種細菌產生的廢物很可能就是另一種細菌的食物，因而它們得以形成一個穩定的群體，對生物有益無害，與生物共生，它們幫助生物體分解食物的同時也幫助生物體吸收營養，並且不同的生物體體內有著不同的腸道菌落。舉個例子來說，為甚麼有著同樣的器官，牛、馬、羊可以靠吃草生活，人類卻不可以？這是因為這些生物腸道裡有特別的微生物，幫助分解草裡分子很大的碳水化合物纖維。而人類雖然不能消化草，但也有其他的微生物來幫助人體分解其他食物。

後來，上海交通大學的趙立平教授由高登的實驗受到啟發，也開始了腸道菌群與肥胖關係的研究。雖然高登的研究一直得到認可，但有一個根本問題一直沒有得到解決，那就是，在腸道裡的上千種細菌，到底哪些種類才是真正跟肥胖的發生有關係的呢？趙立平帶著困惑開始了對肥胖細菌的"狩獵記"。歷時 8 年，趙立平和實驗室終於找到了導致代謝改變的"幕後黑手"，為第一個與肥胖有著直接關係的細菌驗明了正身。

趙教授找到一位 BMI（身體質量指數）高達 58 的肥胖者（正常男性的 BMI 一般為 24 左右），並通過各種形式的干預來為其減輕體重。在減肥的同時，實驗室定期檢測該男子的腸道菌落情況，23週後，男子成功瘦身 52 千克。趙教授對男子腸道菌落的檢測顯示，在初始時佔到菌群總量 30% 的陰溝腸桿菌，在干預治療後，幾乎在腸道菌群內檢測不到了。這一讓人興奮的發現意味著陰溝腸桿菌很可能和這位患者的肥胖症有著重要的聯繫。

後來實驗室將陰溝腸桿菌注入無菌小鼠腸內，與未注入細菌的無菌小鼠作為對照，發現帶有陰溝腸桿菌的小鼠體重迅速增加，體內的各個器官也開始累積更多的脂肪。趙教授發現，實驗室找到的這種病菌可以產生內毒素，能夠讓本來吃高脂飼料也吃不胖的無菌小鼠發展出嚴重的肥胖症，同時能夠引起小鼠炎症和胰島素抵抗、關閉消耗脂肪需要的基因、激活合成脂肪的基因，這就是國際上一直在尋找的能引起肥胖的細菌。

既然肥胖細菌已經被狙擊手鎖定，那是否就意味著只要消滅了肥胖細菌，那肥胖就可以自行遠走了？人類是否可以像高登實驗中的無菌小鼠一樣，在大吃大喝滿足口腹之慾的同時，不用多走一步路也一點都不會變胖？科學家們對此的態度很謹慎。這也是情有可原的，畢竟人體是一個精妙而複雜的"儀器"，而目前科學對腸胃菌落的了解仍然十分有限，對於改變它的後果也沒有把握。陰溝腸桿菌只是第一個被發現可以導致肥胖的細菌，人體中很有可能不止這一種細菌會導致代謝異常。因此，之後還需要更多的樣本和實驗來進行研究和分析，尋找其他同樣可能導致肥胖的微生物。只有對微生物的種類和特性有了足夠的了解，才有可能進一步開發出針對這些腸胃微生物的治療方案。

糖尿病是一種代謝失調病

作為一種可以控制卻無法治癒的疾病，糖尿病會帶給人諸多的煩惱，從此，甜蜜是生活最大的"負擔"，控"糖"是持久的主旋律⋯⋯

糖尿病是一種代謝性疾病，其特徵是患者的血糖長期高於標準值，主要分為 I 型糖尿病、II 型糖尿病和妊娠期糖尿病三種。其中在所有的糖尿病患者中有 90% 都是 II 型糖尿病，其餘 10% 為 I 型糖尿病和妊娠期糖尿病，因此我們在本文裡討論的糖尿病主要是指 II 型糖尿病。

II 型糖尿病是典型的慢性疾病，發病原因主要是因為生活方式不當和各種遺傳因素相結合引起的。到 2011 年為止，科學家們共發現了超過 36 個基因與患上 II 型糖尿病有關，然而即使這些基因全部加在一起，也只佔誘發糖尿病整體遺傳因素的 10%；而不良的生活方式被認為是致病的重要因素。比如肥胖症和超重（BMI 高於 25）、體力活動不足、飲食習慣不健康、壓力大、食用過量的含糖飲料等都會使致病風險增加。

當前，隨著人口老齡化的增加以及不良生活習慣的影響，糖尿病發病率居高不下已經成為世界醫療衛生難題。據國際糖尿病聯盟（IDF）統計，2012 年全球糖尿病患者人數為 3.71 億，並預計 2030 年將達到 5.52 億。

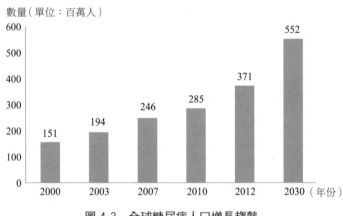

圖 4-3　全球糖尿病人口增長趨勢

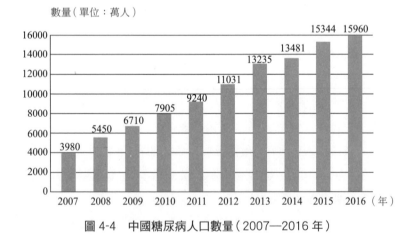

圖 4-4　中國糖尿病人口數量（2007—2016 年）

糖尿病可引起多種併發症。如果血糖沒得到很好的控制，可能引起一些急性併發症，如糖尿病酮症酸中毒、非酮高滲性昏迷、低血糖昏迷等；慢性併發症則包括心血管疾病、慢性腎病、視網膜病等，預防慢性併發症也是糖尿病治療的重點。

根據中華糖尿病協會追蹤 1991—2000 年中國 30 個省、市、自治區醫院的 24496 例糖尿病住院患者的病例報告，得出這樣的數據：在中國的糖尿病患者中，高血壓併發症發病率為 31.9%，腦卒中為 12.2%，冠心病為 15.9%，糖尿病足為 5%，眼病為 34.3%，腎病為 33.6%，神經病變為 60.3%，併發症發病率高達 72.3%。

糖尿病與胰島素

每當我們說起糖尿病，都會提到胰島素。胰島素是調節大多數組織細胞吸收葡萄糖的主要激素，大多數食物中的碳水化合物在幾個小時之內就會被轉化成葡萄糖單糖，當血液中的葡萄糖濃度升高時，比如進食後，β 細胞就釋放胰島素到血液中。胰島素使得大多數的細胞（通常的估計是全身三分之二的細胞，包括肌細胞和脂肪組織）從血液中吸收葡萄糖作為它們的能量，或者轉化成其他人體所需要的分子，或者儲存起來，若體內胰島素缺乏或者細胞受體對胰島素不敏感，導致糖、脂肪、蛋白質的代謝紊亂，就會導致糖尿病，所以胰島素在糖尿病治療中扮演著重要的角色。

糖尿病雖然與胰島素的缺乏關係最大，但把糖尿病代謝異常產生的原因完全歸咎於胰島素缺乏是不夠全面的。在人類糖尿病患者當中，除少數 I 型糖尿病人血漿胰島素減少外，大多數 II 型糖尿病人血漿胰島素的含量正常或升高，這表明糖尿病代謝異常除因胰島素不足外，還有其他因素存在，比如胰高血糖素、生長素、糖皮質激素、兒茶酚胺類激素的分泌過多等，這些激素對胰島素有拮抗作用。

代謝的紊亂

　　這些激素的不穩定直接導致了我們體內代謝的紊亂。糖尿病的代謝紊亂非常廣泛，主要是有：糖代謝紊亂、脂代謝紊亂、蛋白質紊亂、水電酸鹼平衡紊亂以及糖基化血紅蛋白異常升高。

　　患糖尿病時常見糖代謝紊亂、血糖升高，這是因為胰島素／胰高血糖素比值降低，肝的糖酵解、糖原合成及生脂作用等途徑不易啟動，使血糖的去路受阻，而肝糖原分解和糖異生加強，血糖來源增加。由於血糖的去路受阻，而糖異生作用卻不斷進行，肝失去了緩衝血糖水平的能力，因此會造成高血糖現象。血糖過高時會經由腎臟排出，於是便引起糖尿，並產生滲透性利尿，這也是糖尿病患者多尿的原因。

　　由於胰島素／胰高血糖素比值降低，脂肪分解加速，會使大量脂肪酸和甘油進入肝臟，這也就導致了脂代謝紊亂。患糖尿病時，脂類代謝紊亂除能發生高脂血症外，還會造成酮血症。這是因為胰島素／胰高血糖素比值降低，脂肪酸合成明顯減少，而脂肪組織的脂解速度卻大大加速，血中脂肪酸升高，肝內脂肪酸氧化增強，酮體大量生成。當酮體生成量超過肝外組織氧化利用它的能力時，就發生酮體堆積，出現酮血症和酮尿症，嚴重時可發展為酮症酸中毒。

我們知道，胰島素是一種以促進合成代謝為主的儲存激素。所以當胰島素不足時，體內蛋白質和脂肪的合成會下降，這也導致了很多患糖尿病的成人日漸消瘦、疲乏不堪，而兒童則生長遲緩。以上是糖尿病常見的代謝紊亂，在造成代謝紊亂的同時，糖尿病還會造成水電酸鹼平衡紊亂，嚴重的可能會導致尿毒症伴酸中毒；還會引起糖基化血紅蛋白異常升高，這會導致糖尿病患者血管損傷，促進糖尿病患者發生如冠心病、視網膜病變、腎病及神經病變等一系列併發症。

我們常說糖尿病症狀的"三多一少"，即多尿多飲多食和體重減少。原因其實就是，高血糖引起人體高滲性利尿，因此"過分排尿"；而多尿導致的脫水又刺激機體產生口渴感，從而導致多飲；體內糖利用障礙，能量代謝紊亂所致的飢餓感使得病人多食；大量蛋白質和脂肪的分解及脫水使病人體重減輕。

糖尿病與腸道菌落也有關係？

說句題外話，糖尿病原來被認為是由於代謝異常導致，但2012 年一項發表在《自然》雜誌上的新研究揭示了一個人體內腸道細菌的組成在 II 型糖尿病的發展過程中發揮著重要作用。也就是說，腸道菌群失調也可能是造成糖尿病的一個影響因素。國內科學家們的研究發現，糖尿病模型動物腸道中的一些特定菌的數量有所變化，兩種乳酸菌數量有明顯下降。丹麥也有研究報道稱，補充乳酸菌製劑能緩解模型動物的糖尿病症狀。這"一減一加"的事實說明，腸道內某些種類的乳酸菌可能參與了糖尿病的發生發展過程。菌群的變化不僅是糖尿病的後果，也可能是糖尿病的一條非常重要的誘因。由此可見，保持腸道健康有多麼重要！維持腸道的良好狀態在預防肥胖的同時，也預防了許多慢性病。

血管裡的白色恐怖！

> "流水不腐，户樞不蠹"，講的是流動的重要性，我們的身體遵循同樣的原則，血液流通的順暢平穩是健康的先決條件，血管一旦發生擁堵，心腦血管疾病就隨時可能發動"恐怖襲擊"。

2016 年春節期間，一位姓馬的大爺因身體不適到醫院做檢查，醫生對其進行抽血化驗以後，居然抽出了一管"牛奶"似的血，醫護人員都驚呆了。大爺體內的血黏度很大，是典型的"乳糜血"。乳糜血的血漿呈現乳白色或者混濁狀，表示血液裡有大量的脂肪。前文已經講到，脂肪就像汽油，是為人體提供能量的重要來源，脂類在體內會經由脂蛋白攜帶到身體的各個部分，為人體提供能量或作為儲備。但若攝取過多，則可能會像馬大爺一樣患上高血脂等心腦血管疾病。

心腦血管疾病是心臟血管和腦血管疾病的總稱，是 50 歲以上中老年人的常見疾病。全球每年死於心腦血管疾病的人數高達1500 萬，高居各類死因之首。根據國家心血管病中心發佈的《中國心血管病報告》保守估計，目前，中國心腦血管疾病患者已逾 2.7

億，每年死於此疾病的人數近 300 萬人，佔總死亡人數的 51%，而幸存下來的患者中有 75% 不同程度喪失勞動能力，40% 會重殘。

甚麼是心腦血管疾病

　　心血管疾病，又稱循環系統疾病，是一系列涉及人體循環系統的疾病，主要包括心臟、血管（動脈、靜脈、微血管）等。高血壓即典型的心血管疾病，過半數的患者均有家族遺傳史。除了生活習慣問題外，長期的精神緊張、激動、焦慮等刺激也會引起高血壓的發生。早期的高血壓症狀並不明顯，常見的是頭暈、心悸、疲勞等，休息後即可恢復正常。而當血壓升高到一定程度時，則會出現劇烈頭痛、嘔吐、眩暈等症狀，甚至在短期內心、腦、腎等器官會發生損害和病變，比如中風、心梗、腎衰等。因此，30 歲以後，特別是有高血壓家族史的人應定期觀察自己的血壓，以便早發現早治療，很多人直到心衰、腦出血等嚴重的併發症出現後才治療，殊不知，悔之晚矣。

　　高血脂和高血壓一樣是終身疾病。它的直接損害是加速全身動脈粥樣硬化，一旦動脈被粥樣斑塊堵塞，就會導致嚴重後果。研究表明，高血脂是腦卒中、冠心病、心肌梗死、心臟猝死等疾病發生的重要因素，也是導致高血壓、糖尿病、脂肪肝、肝硬化等諸多疾病發生的重要因素。

　　很多人認為自己的身體沒甚麼病痛的感覺就沒甚麼疾病，但這顯然是個謬論。高血壓和高血脂在症狀較輕的時候都沒有甚麼感覺，必須通過血液化驗才能發現。而這些疾病很有可能在青年時代就開始入侵我們的身體，在中年代謝減緩之後開始發展。沒有感覺不代表沒有疾病，千萬不要等到中老年疾病危及生命時才引起大家的重視。

腦血管疾病是指發生在腦部血管，因顱內血液循環障礙造成腦組織損害的疾病，多以急性發病居多，俗稱"中風"。常見的腦血管疾病有：腦血栓、靜脈竇血栓、腦出血、腦梗死等。對於腦血管疾病，腦血液減少或中斷供應早期人體就會有症狀，因此了解中風的早期症狀是十分必要的。

那麼中風前期都有些甚麼症狀呢？第一，一過性黑矇。也就是突然眼前發黑，但數秒後又能恢復。這是顱內血流量減少，微小血栓通過視網膜動脈引起的。眼動脈是頸動脈的第一條分枝，對頸動脈硬化、狹窄、缺血最敏感，所以黑矇可以看作中風的最早警報信號。第二，短暫性視力障礙。視物模糊或視野缺損，多在一小時內自行恢復。這是視網膜中心動脈或分枝動脈因腦血流量減少引起閉塞的結果，但尚未出現腦神經徵象，可視為較早期的中風預報信號。第三，扭頸手麻徵。多發生頭轉向一側刮鬍子時，突感手指無力，剃刀落地，有時說話不清，1~2 分鐘後恢復。這是因為轉頭時，已經硬化的頸動脈扭曲加重了狹窄的結果。這一現象足以告誡人們，中風隨時可能發生。第四，短暫性腦缺血發作。即出現一過性偏癱或單癱，可能伴有失語，但持續時間短，多在 24 小時內完全恢復，這表明已經有輕度中風，可把它作為進展性完全性腦卒中的一種先兆。第五，老年人血壓波動劇烈或激增，頭痛頭暈耳鳴加重，精神緊張等症狀，這表示有可能發生血性中風。第六，有 50%的老年人發生鼻出血，這可能是中風的早期信號。這是因為老年人鼻腔黏膜多已發生形態和機能變化，趨於萎縮並發生扁平上皮化，鼻腔的毛細血管擴張，脆性增加，當血壓升高或腦內血管未破裂之前，鼻腔血管中的某一條便會先期破裂，引起鼻出血。有高血壓和動脈硬化的老年人，如果發生了鼻出血，有可能會在 1~6 個月內發生腦卒中或腦溢血。出現以上症狀要注意了，一定要及時就醫。

心腦血管疾病的發生

　　心腦血管疾病大多是由於患者飲食結構中含有太多脂類、醇類導致的。由於患者攝入過多的醇類和脂類，又沒有足夠的運動來促進代謝，於是便導致了體內醇類和脂類物質逐漸增多，並且還會摻雜在血液裡，使得微小的毛細血管堵塞。隨著時間的推移，這些物質還會和體內的礦物質離子結合，形成血栓。血栓越積越多，血管的可用直徑就會變小，心臟為了維持全身有足夠的供血量就會增加血壓，血壓過高還會導致血管崩裂，於是就產生了出血性心腦血管疾病，而如果由於堵塞供血不足的話，還會導致缺血性心腦血管疾病。這就是由體內堵塞引起的心腦血管疾病。

　　通俗點説，血管就像你家裡的水管，潔淨的水管會有源源不斷而又穩定的水源，可以通到房子裡的各處。但如果水管裡的水中雜質過多，日積月累雜質就會結垢，聚集起來囤積在水管各處（特別是拐角的地方），這樣一來，由於水管堵塞，水龍頭的出水量就會很小。水量過小，但是家裡每天做菜、洗碗、洗澡等各項日常活動水不夠用怎麼辦？這時候就只有加大水壓，水壓一加大，水管就很有可能因承受不住壓力而破裂。這就是心腦血管疾病的成因。

如何保養我們的血管

我們的血管是身體的補給線，因此保養血管對於保證身體的健康有著十分重要的意義。可是水管尚且會結垢、生鏽，何況血管？那麼我們該如何保養我們的血管呢？在這裡，我們通報幾個損害血管的"黑名單"。

第一，"四高飲食"，即高糖、高油、高脂、高鹽，這四高可以說是血管的頭號敵人。不健康的飲食會增加人體患上心腦血管疾病的危險，也容易導致膽固醇和血脂附著於血管壁上，造成動脈硬化，血管不暢通。我們在前文提到的馬大爺很可能就是攝入過多高油、高脂食物造成的"牛奶血"。

第二，熬夜傷血管。我們都知道熬夜對內臟器官有著巨大的消耗，同樣，熬夜對血管的殺傷力也不小。長期熬夜，身體處於緊張狀態，會分泌腎上腺素、可的松素等壓力激素，這也是為甚麼熬夜過後人體會感覺心率加快的原因。血壓在此時會升高，進而造成心血管系統的壓力。如果連續休息不好，加上情緒焦慮，極易誘發中風甚至猝死。我們在新聞裡常見到的"工作狂人"們連續工作數天，最後猝死的原因即是如此。

第三，吸煙讓血管"中毒"。煙草是心血管健康公認的大敵。煙草煙霧中的有害物質易誘發冠狀動脈痙攣，使心肌缺血、缺氧，還會加快動脈粥樣硬化進程，容易形成血栓。

第四，可怕的壞心情。壞心情的積聚會導致血管失去"活力"。精神壓力過大會引起血管內膜收縮，加速血管的老化。實際上，許多心腦血管疾病都跟情緒波動有很大關係。因此，保持好的心情，可以說是預防心腦血管疾病最經濟也最簡單的方法。

　　古人常說"川壅而潰"，我們的心腦血管亦是如此。心腦血管就像我們身體中的交通要道，保證它們的暢通和活力是保證身體健康的重要一步。

日積月累而來的癌症

> 細胞在環境適宜的時候選擇繁衍，在不適宜的時候選擇永生。腫瘤細胞不受控制地瘋狂分裂，在分裂和凋亡上失控，倒是有點像永生。

被譽為"醫學之父"的古希臘醫學家希波克拉底在病患體內第一次看到癌症的病灶時，用古希臘語 καρκίνος 來形容病變組織，這個詞的意思是"螃蟹"。取此名的原因大概是因為類似蟹爪一樣趴在人體器官上四仰八叉的癌症組織，以及患者所遭受的疼痛就像被蟹螯刺傷那樣難以忍受。癌症，從狹義上來説，指的是惡性腫瘤，即細胞不正常增生，且這些增生細胞可能侵犯身體的其他部分。

"好"腫瘤和"壞"腫瘤

我們所説的惡性腫瘤和良性腫瘤之間最大的區別，即其是否具有浸潤和轉移的能力。良性腫瘤雖然成長時會擠壓周圍的組織，但卻有明顯的界線，不會發生侵入也不會發生轉移。手術中切除乾淨即可，並且之後也很少有復發。但是惡性腫瘤不同，惡性腫瘤通常與周圍的組織"水乳交融"，可以輕易地進行擴散，這也就是我們常說的浸潤。因惡性腫瘤的此種能力，即使被摘除後，也會復發，並且還會擴散到其他部位去，這就是惡性腫瘤的轉移。癌症，指的就是上皮細胞（即覆蓋於組織或器官腔道表面的細胞）發生惡變導致的惡性腫瘤，包括鱗狀上皮癌、腺癌和未分化癌三大類。在人類身上，目前已知的癌症已經超過了 100 種。

作為"壞腫瘤"的癌症

某種程度上，癌症其實就是指細胞的無限分裂。這種能力是被刻在人類基因裡的，在我們還是受精卵的時期會用到這種能力，但後來這種功能會被負責"後期控制"的基因"封印"起來。隨著外界因素的影響，有一些外在的促癌因素又將"封印"解除，把這些基因開啟，於是細胞又具有了這種無限分裂的能力，到最後就會發展成為癌症。也就是說，其實每個人都有"癌症基因"，只是促癌因素促使一些人的基因被表達出來了，於是就患上了癌症。我們在說某個家族有癌症遺傳史的時候，其實遺傳的並不是癌症本身，而是指對外界促癌因素的易感性。因此在相同條件下，有的人不會得癌症，而有的人只要輕微的致癌因素就會引發癌症，這些都是基因在起作用。

"所有的癌症都是壞運氣、環境和遺傳綜合作用的結果，所以我們建立了一個模型，來判斷這三種因素各自到底對癌症有多大貢獻。"霍普金斯大學醫學院教授伯特·沃格斯坦（Bert Vogelstein）說。他所說的，就是突變的三種來源。有些突變是環境所致，比如吸煙或者接觸了別的致癌物。有些突變是你從父母那裡遺傳來的，或者遺傳了別的容易引發新突變的因素。但還有些突變單純就是"運氣不好"——細胞分裂、DNA 複製的時候總會不可避免地偶爾犯點兒錯誤，複製得多，錯得就多。

　　癌症的發生是一個多階段逐步演變的過程，腫瘤細胞是通過一系列改變而逐步變成惡性的。從惡性腫瘤的始發期到臨床症狀出現，常有相當長的潛伏期，這個過程可達 4~30 年之久，所以大多數癌症常發生在生命的晚期。人的每一天都有很多細胞的新陳代謝，人體必須補充新的細胞，這就需要由細胞分裂來完成，而細胞分裂則必須複製一份完整的遺傳信息載體也就是 DNA。複製的過程中難免會出現一些錯誤，但沒關係，精巧的人體會有相應的機制來監控和修復錯誤，即使產生了癌變細胞，免疫系統也會識別出來並剿滅它們。但很大一個問題就在於，隨著人的年齡的增長，免疫系統逐漸變弱，而癌細胞卻因各種原因越來越多，這就像一個越來越年老的警察，面對越來越多的歹徒，總有無能為力的一天。所以我們説癌症是多種基因異常在多年的階段中常年累積的結果。

　　惡性腫瘤在其生長過程中，雖然能夠暫時通過建立新生血管解決自身的給養問題，但這始終不是長遠之計，快速的增長會將之推向資源和空間匱乏的邊緣。讓我們想一下前幾章裡講的傳染病的發生，沒錯，腫瘤細胞也有同樣的促使自己"盡可能地活下去"的動力模式。然而隨著持續增長，腫瘤細胞又面臨著強大的競爭壓力，這時腫瘤系統就會向其他地方擴散。

　　如果説對生物成功的定義是在競爭中取得優勢，幹掉所有的資源競爭者的話，那麼患者身體裡的惡性腫瘤，無疑是個成功者，它甚至還幹掉了宿主本身。對人體來説，癌症對一個生命的摧毀不僅僅是癌症本身，而是癌症在擴散和轉移過程中導致的身體機能的衰竭，可以説，很多癌症病人最終都是喪命於藥物和癌症急劇擴散後引發的機能衰竭。

電影《超體》裡有一段話很有意思："細胞在環境適宜的時候選擇繁衍，在不適宜的時候選擇永生。腫瘤細胞不受控制地瘋狂分裂，在分裂和凋亡上失控，倒是有點像永生。"這句話倒是跟癌症細胞很像。試想一下，癌症細胞自身沒有"想"到倘若殺死了寄主，自己根本沒有辦法得到永生。它們做的只是瘋狂地掠奪養分、分裂增殖以及轉移。

世界上存在心癌嗎？

有一個很有意思的現象是，我們常見到肺癌、肝癌、直腸癌、皮膚癌等癌症，卻很少聽説過人會患上"心癌"，這是為甚麼呢？我們知道，心臟主要由心肌構成，心肌細胞被稱為"終末分化細胞"，也就是説每一個心肌細胞都會伴隨你從出生到死亡，其壽命和人一樣，從人類出生後就不會再分裂增殖，因此分裂增殖的基因在此處無法表達，心肌細胞的原發癌症也極其罕見。那心臟是否會出現到了癌症晚期從別處轉移過來的轉移癌呢？

我們知道癌細胞的轉移需要在某處安營紮寨，但心臟的特點是血流速度很快，癌細胞往往還沒來得及落腳就被帶出心臟了，因此心臟也是轉移癌的罕見區域。不過，話不能説得太滿，心臟真的不會長惡性腫瘤嗎？答案是否定的，要知道儘管心肌佔用了心臟的大部分，但是別忘了，心臟中還有一大部分是血管，因此，血管肉瘤還是會出現在心臟的。但總的來說，心臟中產生惡性腫瘤的概率依然很低。

癌基因，無人能倖免

癌症目前依然是人類醫學史上的一個大難題。前文已經提到，既然人人都有"癌基因"，那麼如何預防癌症的發生呢？內因基因問題我們無法控制，只有從外因入手，即盡可能地少接觸促癌因素，比如減少接觸致癌物的機會，改變自己的飲食和生活習慣等。吸煙是最為常見的致癌因素，煙草中含有幾十種致癌物。美國的抽煙人數在"二戰"時因為香煙是標準配給而迅速增加，結果 30 年後的 70 年代，肺癌人數激增。吸煙導致的最主要癌症是肺癌，有九成肺癌是因為吸煙引起的。

現在在美國，雖然吸煙者數量已經下降，因吸煙直接或間接造成的癌症新病例依然位列第三，而死亡人數則高居第一，佔全部癌症的三分之一。除此之外，吸煙還能誘發心血管疾病和許多其他癌症，比如口腔癌、膀胱癌。口腔、肺、血管、膀胱，其實是煙草中的致癌物在體內從被吸收到被排出的主要通路，可見致癌物所到之處，都要留下"到此一遊"的證據。

據科學家們研究，急性的炎症對癌症大多有抑制作用，但是慢性的長期炎症，卻有可能誘發癌症。最常見的是肝炎病毒。肝炎病毒攜帶者中，相當一部分會得慢性肝炎，肝炎會通過肝硬化的形式發展成肝癌。丙型肝炎中，有 20% 會發展成肝硬化，繼而又會以每年 1%~5% 的速度形成肝癌。從病毒感染到變成肝癌，這個過程往往要經過 20~30 年的發展。據分析，肝炎病毒自己不致癌，但是它會大量殺死肝細胞，造成肝細胞過度分裂誘發癌症。另外，我們現在也知道，像黃曲黴素或酒精這些有誘發癌症能力、對肝不好的物質，在遇到乙肝病毒的情況下，致癌能力會大大加強，所以，酒精也是癌症的大"伯樂"之一。

值得欣慰的是，30% 的癌症是可以通過生活方式或者環境因素的改變來預防的。英國癌症研究所的一項研究表示，戒煙、保持健康體重、少飲酒、注意飲食平衡以及避免特定感染源和輻射，可以很大程度地降低患癌的風險。當然，癌症是多因素共同引起的疾病，某些食物或者生活方式只是會導致一部分風險，也不用過於恐慌。至於偶爾吃個醃肉、喝個啤酒甚麼的，雖然對健康未必有好處，但也不必為此就擔心明天會因此患上癌症。

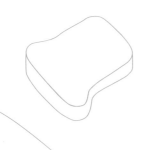

第 五 章　　健康：平衡的重塑

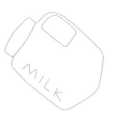

平衡是最美的。
重塑生活、身體與營養的平衡，
意味著重新找回健康與美麗。

第一步：改變你的生活方式

情緒引領健康的方向

　　或許，"快樂"是我們收到最多的祝福，無論是節假日、生日，還是日常的人情往來，"快樂"是最頻繁的祝福後綴。這是因為，心情好預示著身心健康，當然，也說明快樂並不易得，尤其是在這個抑鬱症患者越來越多的時代。

有一個很奇怪的現象，生活在當代的我們比歷史上任何時期的人都擁有更多的財富和物質，然而我們承受的焦慮、壓力、痛苦和抑鬱，卻也前所未有。人類學家們曾反思：在原始的狩獵採集社會裡，人類每天只需要"工作"兩三個小時，便可以過上十分閒適的生活 —— 躺在草地上曬曬太陽捉捉蟲子。然而，現在不少白領過著"996"（早上九點上班、晚上九點下班、每週工作六天）的生活，感到壓力大的同時依然覺得自己物質匱乏，雖然沒有衣食之虞，可是我們並不快樂。心情不好，自然也就談不上身心健康！

情緒竟然決定健康

古人常云"積鬱成疾"，那麼壞心情真的是病源的肇始者，而好心情是我們的最佳藥物嗎？有科學家正在做情緒和健康的研究，多項研究已經證明，精神狀態會影響身體的健康。20 世紀 80 年代和 90 年代初的實驗表明，我們的大腦和免疫系統是直接關聯的，部分神經系統甚至和免疫相關的器官聯結，比如胸腺和骨髓，而且免疫細胞中也有神經遞質的受體，表明這中間是有聯繫的。

哥倫布市俄亥俄州立大學行為醫學研究院主任羅納德·格拉瑟說道："當我在 20 世紀 80 年代開展工作的時候，包括我自己在內，根本沒有人相信壓力的作用。"然而他們的研究證明了這一點，格拉瑟和同事們從醫學生身上取得血樣，發現在緊張的考試期間，他們體內抵抗病毒的免疫細胞的活性比較低，而對人類皰疹病毒第四型的抗體水平卻更高了，這表明壓力已危及他們的免疫系統，並使得平時的潛隱病毒重新活躍，也就是說身體對壓力的反應會抑制我們的免疫系統，長期來講還可能會引發有害級別的炎症。還有另外一項從 1967 年起就在跟蹤數千名英國公務員身體狀況的實驗顯示，長期的工作壓力會增加冠心病和 II 型糖尿病的風險。

壓力和焦慮會導致疾病，相反，快樂的、健康的情緒可能會幫助你治癒疾病。1964 年，一名雜誌編輯諾曼·柯辛斯被診斷患有強直性脊柱炎，這是種危及生命的自體免疫疾病，而且康復的概率只有五百分之一。柯辛斯拒絕了醫生的預測，並開展了自己的快樂療法，他嘗試各種各樣能讓自己開心起來的辦法，後來真的痊癒了，柯辛斯把自己戲劇般的康復歸功於自己的"快樂療法"，後來還成立了柯辛斯中心，這是一個研究心理因素是否真的會讓人們保持健康的研究中心。雖然主流科學起初對快樂能治病這些觀點拒不承認，但逐漸地，大量的實驗表明，我們的身體健康與心態確實是有關聯的。

柯辛斯中心的科爾教授與其同事考察了六年"孤獨者"的白細胞的基因表達，他們發現，在人類22000個基因當中，孤獨者有209個基因和其他人的同等基因是不一樣的：它們要麼被調高以製造更多的特有的蛋白質，要麼被調低，蛋白質也少了。隨機看來，每種基因看上去都有差別。在被調高的基因中，有非常大的一部分跟發炎反應有關，而很多被調低的基因有抗病毒的作用，而社交正常的人則恰恰相反。這是個讓人驚喜的發現，它最早確立了心理因素和基因表達之間的關聯。科學家們發現，溯源來說，緊密結合在社會群體中的人會有較高的被傳染病毒的風險，因此其體內的抗病毒基因也就被加強了，導致其機體不易患病；而相反的，離群索居的人受到細菌感染並患病的風險也就更高。

現代的緊張生活導致現代人長期和無益的發炎，隨著時間的積累，炎症就會損傷身體的機能，從而增加患病的風險，因此保持健康、積極的心態會使免疫系統受益。試想一下，如果一個人只是單純地關注自己的生活，單純地被空虛的消費推動，那麼他所有的愉悅也就只能從個人所處的環境裡獲得。這樣一來，一旦生活受挫，他就將面對極大的壓力，但如果人們關注的是超越自身的東西，比如政治、藝術、歷史等，那麼每天生活的壓力也就變得不那麼要緊了，因此"詩和遠方"某種程度上是我們不安和焦慮的緩衝劑。

伴隨著焦慮而來的還有現在"廣為流傳"的抑鬱症，抑鬱症在旁人看來通常是無法理解的，因此又常常被稱為"矯情病"。一個看起來生活順意的人，怎麼就"抑鬱"了？他是不是為了騙取周圍人的關注？他是不是為了展現自己的格調？請注意，抑鬱症是一種病。

美國的作家伊麗莎白·伍策爾說："關於抑鬱我最需要說清楚的一點就是，它和生活沒有半點關係。生活的軌跡上有傷心、痛苦和悲哀，這些總會在適當的時節出現，它們是正常的 —— 不讓人愉快，但的確是正常的。然而抑鬱卻處在完全不同的領域裡，它意味著缺失 —— 沒有效果，沒有感受，沒有回應，沒有興趣。"這是對抑鬱症絕佳的刻畫，它就像一個無底的深淵，你扔一塊石頭下去，沒有任何回響，這也是我們為甚麼把它定義為疾病、定義為異常的原因。它不僅僅是心情不好、情緒低落，睡一天就過去了這麼簡單，因此旁人的安慰總不會奏效。更殘酷的是，抑鬱症患者並不同於其他病人，得到家人朋友的關懷之後會心存感激並有所回報 —— 被偷走了感受歡樂情緒的能力之後，他們無法感受這種關懷或者表達感激。這種消極的態度對於其他人來說是非常難以接受的，也很容易打擊他們的積極性。對待抑鬱症患者，有的時候，只是單純的理解是不夠的，更需要無私的奉獻和包容心。

抑鬱症的發生，小到基因分子變化，大到家庭社會環境，都有其影響；就連每位具體抑鬱症患者的發病原因和症狀發展也各不相同。醫學界關於抑鬱症成因的普遍看法是，"抑鬱症有很多可能的起因，包括大腦對於心境的錯誤調節、基因易損性、生活中的壓力事件、藥物以及藥物濫用問題。通常我們認為是這些因素中的部分或全部共同作用導致了抑鬱症"。長期的心情低落是我們大腦功能異常導致的，我們大腦的不同區域由神經元互相連接，由此構成一個複雜的大腦聯繫網絡，一旦這些網絡中的某些節點出現異常，我們的大腦功能就會出現異常，於是便會產生異常的認知和情緒偏見，這種大腦異常導致的認知偏見正是導致抑鬱症患者長期心境低落的主要原因。

精神類的疾病和其他疾病最大的不同就在於，目前沒有一個或一些系統的生理指標來達到確診的目的，只能通過心理學手段來診斷。而現階段的診斷主要還是通過大量的臨床量表來完成，通過量化的問卷結果來判斷患者的抑鬱程度。這些量表在網上雖然可以輕易得到，但抑鬱的診斷還是需要經過培訓的分析師來完成，所以盡可能地尋求專業人士的指導也是對自己負責。目前，治療抑鬱最便捷的手段仍然是藥物治療，藥物的種類很多，大多是針對體內化學系統的，但這些藥物都是處方藥，請務必遵守醫囑，切不可覺得自己"心情不好"就去吃。雖然還有心理治療等方式，但藥物治療仍然是目前治療抑鬱症最有效的手段，如果確診了，不要害怕吃藥，抑鬱並不是種恥辱，治療更不是。

飲食與健康三大原則

均衡的飲食對於我們來說尤為重要，失衡、不健康的飲食會導致我們攝入過多熱量，造成肥胖，日積月累甚至患上高血壓、糖尿病、心血管疾病等慢性疾病。相反，攝入不足則可能導致營養不良，影響身體的機能。因此關於均衡飲食，我們提出三個原則：天然、適量、均衡。

完整新鮮的食物才是真正的營養

芬蘭政府曾耗巨資做了一個有關維生素的實驗，實驗找來兩萬多人，讓他們每天吃維生素 A 和維生素 E，而另一組對照組則不吃，實驗數據的收集進行了近 8 年。科學家們發現每天吃維生素的這些人患上與死於癌症的概率要高出 18%，而且吃維生素 E 的這些人得心臟病、死於心臟病的概率比對照組高出 50%。等等，是數據有問題嗎？說好的維生素有益健康、維生素 E 能防止血管硬化、防止心臟病呢？這份確定不是假報告？

美國食品藥物管理署的維克多‧赫伯特博士（Dr. Victor Herbert）出來解釋說："當一種維生素在一個橘子裡時，我們稱它為抗氧化劑（antioxidant），這對我們的身體是有好處的，而當這種維生素離開橘子以後，它就被稱為氧化強化劑（prooxidant），它會製造上億的自由基，從而造成心臟病、癌症。"所以一個完整的食物才是真正的營養源。你永遠也不知道食物裡的營養素經過處理以後會發生怎樣的變化，經過"化妝打扮"以後很有可能就不再是它了，這不光只是對於維生素而言。

在我們挑選食物的時候，應以天然新鮮的食物為主，盡量少吃或不吃被精製過的食品，因為加工過的食品不僅會流失大量的營養物質，還會在製作過程中產生對人體有害的物質。舉例來說，我們都喜歡吃脆爽的醃菜，但往往蔬菜在醃製過程中，維生素等營養成分已被大量破壞掉了，除此之外，醃菜中還含有較多的草酸和鈣，由於酸度高，食用後不容易在食道內形成草酸鈣被排出，反而會被大量吸收，這樣一來草酸鈣就會結晶沉積在泌尿系統中，形成結石。在加工過程中，食品也容易被細菌污染，如果加入食鹽量少於 15%，蔬菜中的硝酸鹽可能被微生物還原成亞硝酸鹽，亞硝酸鹽含量在 1~2 週可達到高峰，一般 20 天後才會降至穩定值，亞硝酸鹽正是我們日常生活中的重點致癌物之一。另外，加工食物通常會加入大量的鹽分以供保鮮，大量的鹽分攝取會影響人體的黏膜系統，造成腎臟的負擔過重，甚至可能會使高血壓的風險增加。我們每日的鈉攝取量應限制在 3 克以下，在烹飪食物時，也應盡量以天然食物的原味為主，避免過度調味。

住嘴！常塔克！

　　美國亞特蘭大動物園裡有一隻叫作常塔克（Chantak）的猩猩，多年以來一直被當成人一樣養育，使用著跟人類一樣的生活用品，被教化與人類相似的生活習慣，甚至會用手語表達基本的常用詞彙。然而在人類的環境裡長大的常塔克卻非常胖，兩百多千克的重量，幾乎是一隻正常猩猩重量的三倍。然而它仍然在不停地吃——一次管理員們還發現它"越獄"了，坐在一個底朝天的食物桶旁，四肢並用地把食物往自己嘴裡塞。這不僅僅是常塔克的問題，要知道人類也是這樣。人類的基因從一開始就被設置成"鍾愛脂肪，擁抱熱量"的模式。在人類發展歷史進程的幾百萬年裡，食物稀缺是人類社會的常態。人類必須敏感地識別出能提供最大能量的食物，比如脂肪和糖，吃下它並學會儲存它，才能得以幸存和繁衍。而那些不這麼幹的人類，早就在自然的較量裡被角逐出局。這一切都來源於最原始的渴望：搶到食物！活下去！

並且，這一慾望並未隨著當代食物商品的豐盛而消退，相信我，如果給你充足的食物，不用考慮其他因素，你也會把食物桶吃到見底直到撐破肚皮為止。

基因就像是一台機器的控制中心，它操縱著你的行為，為你劃定行動的邊界，你永遠都跳不出它的指揮。我們在基因的"寵物之路"和"抗爭之路"之間徘徊，我們所做的一切 —— 對食物的渴望乃至對這種渴望的抑制都受著基因的控制。

但為了健康，我們需要控制自己的慾望，因為我們的基因適應的是鼠蟲猛獸橫行的野生世界，而我們現在所處的卻是後工業社會的環境，不用擔心三天兩頭斷糧、沒有食物被餓死，並且工業時代的便利減少了我們的體能消耗，意味著我們也不需要那麼多的攝入，過多的進食對人體來說實際上是種負擔。當熱量攝取多於熱量消耗的時候，脂肪就會在我們體內囤積，從而增加慢性疾病的患病風險，因此，不管吃甚麼，適量永遠是第一要義。

飲食金字塔

除了適量進食、天然進食外，我們還要注意均衡進食，因為人類是雜食生物，沒有哪種單一的食物能完全供應人體所需的全部營養。營養學家們曾提出了"飲食金字塔"的概念，即按照不同的比例來攝取不同的食物，達到營養的均衡。如果粗略地比喻，將一個飯盒分為六格，那麼穀物類應佔三格，蔬菜類佔兩格，肉類、蛋類及代替品則只佔飯盒的一格，也就是 3：2：1 的比例，以穀物類為主糧，菜類則以蔬菜為主、肉類為輔。

穀物類食物含有豐富的碳水化合物，是我們熱量的主要來源。其中未精製的全穀根莖類可提供維生素 B 族、纖維素及微量礦物質，比如糙米、燕麥、黑米等。豆類食物則可提供豐富的蛋白質。豆類食物和全穀類的蛋白質組成不同，兩者一起食用可以達到"互補作用"，所以我們建議每天都要有全穀根莖類食物和豆類食品的搭配組合，大致佔每日進食比例的三分之一左右。

新鮮蔬菜水果是我們獲取維生素 C 的主要食物來源，並且含有豐富的礦物質、抗氧化物和膳食纖維。蔬菜裡尤以深色蔬菜營養高，而蔬菜中的菇類、藻類可以為我們提供維生素 B_{12}，其中又以紫菜的維生素 B_{12} 含量較多，因此在蔬菜類攝取中應包含至少一份深色蔬菜，一份菇類與一份藻類食物。

至於肉類及蛋、奶製品，它們富含大量的蛋白質和脂肪，是我們能量的重要來源。雖然人類的"嗜肉"屬性從未改變，我們的嗅覺和味覺只要一碰到"肉味"就會活躍起來，但出於健康考慮，我們還是需要稍微控制一下對肉食的慾望，不能由著性子無節制地狂吃。

一些新的研究成果也在顛覆我們的飲食觀念，比如傳統觀念中，膽固醇是對身體有害的，尤其對心腦血管病人來說，避免高膽固醇食物是醫囑之一。但美國 2015 版的《居民膳食指南》將膽固醇攝入量的限制取消了，1977 年以來，指南中的 6 項核心要點之一就是控制每日膽固醇攝入量低於 300 克，心腦血管病人則低於 200 克。美國膳食指南諮詢委員會（DGAC）最終認為，膽固醇不再是"過度攝入需要注意的營養成分"。

　　美國膳食指南諮詢委員會的這項改動並非說明膽固醇完全無害，而是發現其危害性不足以對之加以限制。也就是說攝入食源性膽固醇確實會引起血液中膽固醇含量的增加，但影響比較輕微。比如，人體血液中正常的膽固醇含量在 2.8 mmol/L ~5.9mmol/L，而攝入 100 毫克的膽固醇之後，血液中膽固醇含量大概只會升高 0.038mmol/L，一個雞蛋中膽固醇的含量為 200 毫克左右。

　　儘管膽固醇確實是心血管健康的潛在威脅，但每天一個雞蛋，並不會明顯提升心血管疾病的發生概率。

多一點茶水，少一點飲料

　　除此之外，我們還應攝入 6~8 杯流質食物，比如清水或者清茶、清湯等，其中尤以白開水為佳，雖然它嚐起來寡淡無味，但無疑它是人體最佳的水分來源。市面上售賣的飲料通常含糖量很高，經常飲用不利於健康，因此我們要養成經常喝白開水或茶水的習慣。

　　過量飲用碳酸飲料的危害眾所周知。首先，碳酸飲料的消費群體以青少年為主，甚至一些嬰幼兒也對它情有獨鍾。青少年的牙齒處在生長發育期，相對比較脆弱，碳酸飲料會腐蝕牙釉質的保護層，造成牙蝕。研究表明，愛喝碳酸飲料的孩子，患牙蝕的可能性會增加 5 倍。

　　英國的一項最新研究顯示，某些碳酸飲料還可能會導致人體細胞受損。科研人員認為，這是碳酸飲料中添加的防腐劑在發揮作用，它能夠破壞細胞 DNA 的一些重要區域，危害人體健康。

　　碳酸飲料喝多了不健康，那果汁是不是好一些呢？其實不然。越來越多的數據反映了飲用過量果汁對健康的不良影響。因為果汁的含糖量高，如果按同等分量來計算，果汁所含的卡路里甚至比汽水還要高。美國農業部的數據證實，一杯鮮橙汁的熱量為 112 卡路里，蘋果汁是 114 卡路里，而葡萄汁更高，是 152 卡路里，而同樣容量的可口可樂是 97 卡路里，百事可樂則為 100 卡路里。

　　高熱量的結果就是導致肥胖，耶魯大學路德食品政策及肥胖中心主任郎內爾指出，喝果汁的孩童可能會不吃早餐，這些孩童體重比吃早餐的孩童更重。而國內的調查顯示，熱愛果汁的孩童體格呈兩極分化，過胖或過瘦。這是因為果汁型飲料中含糖量過高，兒童飲用後影響正常吃飯，長此以往，必然會導致蛋白質、維生素、礦物質及微量元素攝入不足，造成內分泌失調。

　　另外，果汁中含有大量果糖，比葡萄糖更容易被肝臟轉化為脂肪，因此，攝取大量果糖會增加患心臟病和 II 型糖尿病的概率。

　　不僅如此，果汁還容易讓孩子對甜食上癮，而且，即便是聲稱純天然的果汁，為了讓消費者從感官上將飲料與天然水果聯繫起來，也有可能會添加人工色素。2008 年，英國南安普敦大學的研究人員對 100 名兒童調查發現，人工合成色素會影響兒童的智力發育。檸檬黃、日落黃等化學添加劑讓兒童的智商下降了 5 分。色素進入人體後，沉著在孩童尚未發育成熟的消化道黏膜上，會干擾酶的正常功能，影響食物代謝，導致孩童消化不良和食慾下降。

　　除了銷量最大的碳酸飲料和各種形式的果汁，功能性飲料也是多種多樣的。我們需要明白的是，所有這些飲料都難免會添加甜味劑、色素、防腐劑，過量使用都會成為身體的負擔。

總結來說，我們日常飲食應依據六大類食物分量攝取，這樣營養素的攝取才算全面。三餐應以穀物為主食，為我們提供身體正常運轉所需的熱量，維持血糖平衡，保護肌肉與內臟器官的組織蛋白質。並且還應多食用高纖維食物，促進腸道的生理健康。在食物的選擇上盡量選擇當季盛產的食物，烹飪上應少油、少鹽、少糖、少加工，日常多喝開水，只有這樣才能保證我們的飲食是一個"穩當"而又有質量的金字塔。

廚房裡的"健康學"

中國人常把"民以食為天"這句話掛在嘴邊，殊不知在滿足了口腹之慾之後，"病從口入"也成為事實。因此，想要保證良好的健康狀態，從食物和烹飪的角度來說，學問大著呢。

食用油的選擇

我們在家庭烹飪中常用的油有兩類：動物油（如：豬油、牛油等）和植物油（如大豆油、菜籽油、粟米油等）。無論是動物油還是植物油，其營養價值主要來源於油類所含的脂肪酸，不同的脂肪酸能給人體帶來不同的健康效益。

豬油、牛油、黃油、奶油等油類屬於高飽和型脂肪酸，也就是說油裡的飽和脂肪酸佔總體脂肪酸的 40% 以上。此類油脂溶點較高，常溫下呈固態，具有可塑性強、耐受性高、香氣濃鬱、與澱粉和纖維親近度高等特點，是食物美味的重要原因，也是我們難以經受住誘惑的根本所在。

雖然飽和脂肪酸對身體確實存在一定的危害，但最新的研究也表明，飽和脂肪酸與心血管疾病的關係並沒有那麼緊密。美國的一項關於奶油的研究還表明，奶油中 15 碳的飽和脂肪酸與肥胖和糖尿病呈負相關。

在動物脂肪的形象不那麼清晰之前，我們與其在吃與不吃上不斷糾結，不如關注脂肪的總攝入量，在保證脂肪新鮮度、控制烹飪溫度上多動心思，這樣才能減少脂肪的可能危害，又不辜負上天賜予我們的天然美食。

表 5-1　各種食用油的脂肪酸構成

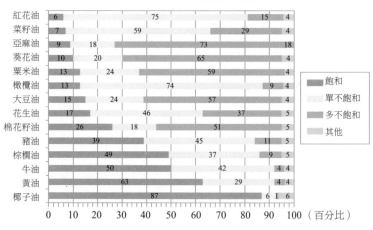

與飽和型脂肪酸相對的即不飽和型脂肪酸，其中又有分類。比如橄欖油、山茶油、菜籽油和花生油即屬於高油酸型油脂，油酸有利

於人體血管的健康，可以說是心腦血管的福音。此類油脂室溫下呈現液態，消化率很高，同時也容易被氧化、容易酸敗，氧化後油脂的營養價值也會隨之降低，所以此類油脂最好不要用於高溫油炸食物。大豆油、粟米油、葵花籽油等油類屬於高亞油酸型油脂，同樣是呈現液態，易被氧化，因此也不適合高溫油炸。亞麻油、紫蘇油則屬於高亞麻酸型油脂，我們在選擇炒菜、燉湯的時候可用高亞油酸型油脂，涼拌可選用高亞麻酸型油脂。以上幾種油脂所含的脂肪酸都是人體必需的脂肪酸，但人體無法自己合成，需從膳食中攝取。

因此，我們在選用食用油的時候要採用多樣化的策略，也就是說可以將不同脂肪酸種類的油脂換著使用，否則每天攝取的可能只有一種脂肪酸。無論是哪一種油，過多攝入都會引起肥胖，因此每人每日用油量最好不要超過 30 克。

如果不放心市面上的調和油，我們可以將各類油按比例混合做成"自製調和油"使用。即將小品種油，比如亞麻油、橄欖油、芝麻油和大基底油，比如大豆油、花生油等混合。舉個例子，大豆油（或花生油、色拉油）、亞麻油（或紫蘇油）和橄欖油（或茶油）的混合比例應是 2：1：1，將之混合在油壺裡保存即可。

說到油類的保存，還得說幾句。在日常使用中，我們可以盡量使用小油壺，這樣可以減少開大油桶的次數，保證衛生的同時也可以減少空氣進入的頻率，防止氧化。並且，油類最好放在避光的陰暗處，光和紫外線會對油脂進行分解，破壞油脂的品質。

針對過度精細的策略

國人的生活可以説離不開大米，大米在我們的主食裡佔了很大的比重。但據哈佛大學研究人員的研究表示，截止到 2012 年，有關米飯、血糖反應以及糖尿病的研究論文顯示，亞洲人比西方人更經常吃白米飯，而這類人群中糖尿病患病率也較高。

我們吃的主食基本都是精製的白米和白麵，也就是大米或小麥30% 的外層被磨掉了，只留下 70% 比較細膩的部分。這些精製的白米白麵不僅丟失了大量的維生素和礦物質，而且會變得特別容易消化，進入腸胃後很快就變成葡萄糖，然後蜂擁進血液，造成血糖急劇上升。

可以説，我們吃的大米實在是太"精"了。

2015 年，斯里蘭卡的科學家們找到了一種新的烹飪方法，據説能降低白米飯的熱量，從而幫助降低肥胖率和糖尿病率。怎麼做的呢？科學家們在蒸飯的時候先在開水裡加一勺椰油，然後再加入半杯米，小火蒸煮 40 分鐘，接著把蒸熟的大米放入冰箱冷藏室冷藏 12小時，與傳統製法相比，這種方法煮出來的大米的抗性澱粉（抗性澱粉無法被分解，也不會產生能量）增加了 10 倍。

眼前的你是不是頓時感到欣喜——"這可太好了！又能吃米飯又不用擔心健康了"。可別著急往米飯裡加油，這個實驗還只是體外消化的研究結果，人體吃後如何還不能得到印證，因此這種方法還不能應用到實際生活中。

那麼米飯怎麼吃更健康呢？如果你希望控制血糖和體重，從某種角度上來說，那就應該努力提高米飯中抗性澱粉和慢消化澱粉的含量，前者不會產生能量，後者的吸收速度慢能讓人飽腹感增強。富含纖維的黑米、紫米、糙米等都是延緩消化速度的好選擇，或者在煮白米飯的時候加入些粗糧雜豆，都可以使米飯的飽腹感上升，消化速度變慢。並且，米飯不要煮太久太爛，研究表示，浸泡、增加水量以及延長蒸煮時間都會加快米飯的澱粉消化速度。同理，米飯最好盡快吃完，不要反覆加熱，因為多次加熱後，米飯會變得更爛更軟，也就更容易消化，造成飯後血糖迅速上升。

無處不在的食物氧化

我們現在越來越注重食品安全問題，購買食品總是慎之又慎，不但關心原料是不是轉基因，還會看配料表中有沒有反式脂肪酸。殊不知，廚房裡面也存在著安全隱患，那就是食物的氧化霉變，特別是食用油的酸敗，以及富含油脂的豆類、花生類的霉變，這些食物氧化霉變之後對身體壞處多多，尤其值得注意。

食用油中含有大量的不飽和脂肪酸，不飽和脂肪酸含有一個或多個雙鍵，化學結構不穩定。在光線、氧氣、高溫等因素的作用下，不飽和脂肪酸緩慢地發生氧化反應，生成氫過氧化物，之後又會裂解為低分子的醛、酮、酸類物質，當油脂聞起來有哈喇味，說明酸敗已經非常嚴重，不能再食用了。

我們購買的商品食用油在出廠前已經做過防氧化處理，充入氮氣或加入抗氧化劑以防止油脂氧化，延長食用油的保質期。不必抵觸食用油中的抗氧化劑，只要符合國家法規標準規定，都可以放心食用。需要留意的是，當買回的油開蓋後，充入的氮氣就被排出，添加的抗氧化劑如維生素 E、TBQH 也會跟空氣接觸發生氧化，所謂的 12 個月的保質期只是針對開蓋前的承諾，打開後還是盡快吃掉為妙。

除了食用油，油脂含量高的食物也會存在過氧化值超標的情況。比如新聞中就報道過有些人從超市購買的花生、瓜子、餅乾、松子、煎餃等食物，回家一聞，才發現已經變質了。家裡存放糕點、剩菜等油脂含量較高的食物時，也要注意類似的問題，其氧化變質的風險不容忽視。吃不完的食物，尤其是動物食物要即刻用保鮮用品封好，並放於冰箱內保存，降低其氧化的條件。

油脂的氧化酸敗頂多危害健康，黃曲黴素則是致命的毒藥。黃曲黴素是一系列霉菌的代謝產物，毒性是砒霜的 68 倍，氰化鉀的 10 倍，1993 年，黃曲黴素被世界衛生組織的癌症研究機構劃定為 I 類致癌物，是一種毒性極強的劇毒物質。在霉變的粟米、小米、花生、乾果中，經常能檢測到它的身影。

黃曲黴素在紫外線照射下能產生螢光，根據螢光顏色不同，分為 B 族和 G 族兩大類及其衍生物。其中，在天然污染的食品中，以 B 族黃曲黴素最為多見，其毒性和致癌性也最高。

黃曲黴素的滅活溫度高達 280 攝氏度，一般烹飪達不到這個溫度。為了防止黃曲黴素危害我們的健康，在購買食物時，最好選擇短時間內能夠消耗完的小包裝，一旦發現家裡的花生、粟米等糧食變質了，就不要再食用了。除此之外，食鹽對於黃曲黴素也有一定的降解作用，多吃蔬菜也能降低黃曲黴素的毒性。

我們一生中三分之一的時間是在床上度過的，但奇怪的是，很多人把這段時間的重要性忽略了。可能，你真的連最基本的睡覺都不會。

2016 年 6 月 29 日，天涯社區副主編金波，在北京地鐵站台上突發腦溢血不幸去世，據悉他是因長期加班熬夜積勞成疾；2016 年底，蘇州一位 24 歲的工程師，不抽煙、不喝酒，也無其他不良嗜好，也因加班頻繁猝死在工作崗位上。人們為這種現象創造了一個新詞"過勞死" —— 因過度勞累而死亡，這個詞來源於日本，眾所周知，日本是一個"加班"大國。然而，有資料顯示，巨大的工作壓力導致中國每年"過勞死"的人數超過 60 萬人，已經超越了日本成為"過勞死"第一大國。真是要感謝愛迪生和第一個電燈的發明，讓我們能一週 7 天一天 24 小時連續不斷地工作、社交，社會因而得以有效高速地運轉起來。但隨之而來的是我們被當代工業社會佔滿的生活和危如纍卵的病軀，就連作為生物最基本需求的睡眠時間也被毫不客氣地佔據了。

當心！睡眠不足，你的脂肪細胞就要"偷懶"了

最近，科學家們發現睡眠不足可能會使代謝紊亂的風險增高。這項研究被發表在著名的醫學雜誌《內科學紀事》上，它深入探討了缺乏睡眠會如何改變一個人的新陳代謝，並最終導致體重增加和

相關疾病的發生。這項研究找來了 7 名年齡在 18 歲到 30 歲之間健康、體態各不相同的受試者，體驗不同的睡眠狀況以進行測試。首先他們進行了四個晚上 8.5 個小時的正常睡眠，然後又進行連續四個晚上只有 4.5 小時的限制睡眠。在每種睡眠條件下，科學家們取受試者腹部的皮下脂肪組織進行測試，發現在睡眠不足的情況下，細胞對胰島素的敏感性降低了 30%。

當睡覺時，我們的細胞會使用胰島素來分解食物，並為我們的身體提供燃料。而如果缺乏睡眠，我們的脂肪細胞就會因"太累"而無法有效地使用胰島素，這就會導致一系列問題。我們的脂肪細胞由於缺乏"休息"，沒有辦法很好地發揮作用，並且在進行儲存調節與脂肪酸循環的時候開始變得"懶惰"，時間久了，這可能會增加患上心血管疾病的風險。而且，胰島素抵抗是糖尿病的前兆，由於缺乏睡眠，身體無法很好地調節血糖，可能會引發多種與肥胖相關的併發症。

作為研究人員之一的馬修・布蘭迪（Matthew Brady）博士在採訪中說道："如果我們可以通過剝奪健康人的睡眠時間使他們的健康狀況變糟，反過來想，我們是不是也可以通過提高那些肥胖、糖尿病患者的睡眠質量，來讓他們的健康狀況變得更好？"雖然這仍然是一個未知數，但幾乎少有人質疑睡眠充足對健康的益處。

睡眠不足可能會導致暴飲暴食

睡眠不僅會影響人的新陳代謝，還有可能會影響食慾。一項來自於北卡羅萊納大學的研究顯示，缺乏睡眠的女性更有可能暴飲暴食，無論她們的體重、年齡、感情狀態、心情如何。

研究者們在報告中寫道："在過去的半個世紀裡，睡眠時間的快速下降，跟超重與肥胖患病率的迅速上升是一致的。在 1998 年到 2000 年間，美國人每晚平均睡眠時間減少了近兩個小時，肥胖率上升了 8%。"因此研究者們堅信這項研究能為睡眠和壽命之間的關聯提供實證支持。研究者們認為睡眠和食慾之間有著共同的激素和代謝途徑，比如瘦素和生長素，它們是食慾和體重調節的關鍵。瘦素能減少食慾，生長素則能刺激食慾並導致新陳代謝減慢。而睡眠不足，恰恰能導致這些激素的失衡。

另一種會被睡眠不足影響的激素是皮質醇，研究人員指出，睡眠不足會導致皮質醇的水平增加。如果對身體的管理不善，將會嚴重影響你的能量代謝和身體脂肪的儲存，並且，皮質醇還會降低瘦素對身體的影響，也就是說它會刺激你產生旺盛的食慾，並且卡路里的代謝水平也會降低。

睡眠十則

既然睡眠是維持身體健康如此重要的一環，我們應該如何保持高效高質量的睡眠呢？在這裡，我們提供 10 個小貼士。

貼士 1：體溫的下降有助於產生睡意

大家知道，生物在睡覺的狀態下是處於低能耗狀態的，此時的體溫會比平常低，因此體溫的降低可以幫助我們提醒身體轉入低能耗狀態，因而產生睡意。比如泡個熱水澡或用熱水泡腳，在洗完後，身體會有一個降溫的過程，有助於睡眠。

貼士 2：咖啡、茶和酒都不宜睡前飲用

咖啡和茶裡都含有咖啡因，有提神的作用，因此無助於睡眠；而酒精雖能加速入睡，但卻容易使人在睡眠過程中驚醒，因此睡前應盡量避免任何可能刺激神經的飲食。

貼士 3：注意遵循睡眠週期

一個完整的睡眠週期包括 5 個階段：入睡期、淺睡期、熟睡期、深睡期、快速眼動期。一個週期大概 90 分鐘，睡覺最好睡滿 4 到 5 個週期。如果你提前睡醒了的話，那就起床吧，不要再睡了，因為多睡一會兒進入深度睡眠後再被叫醒，很有可能會讓你的身體更加痛苦。

貼士 4：肌肉練習

在你入睡前，做一做肌肉的放鬆和緊繃練習，可以幫助你更好地入眠。按照從頭到腳的順序，依次緊繃、放鬆身體的各個部位，注意與呼吸的節奏保持一致。反覆緊繃和放鬆的狀態可以輕易使人體達到徹底放鬆的狀態，同時，這樣的練習也可以幫助你集中注意力，忘掉亂七八糟的事情。

貼士 5：飢餓療法

很多人失眠或是睡眠不好，總是試圖以量來補，盡可能地賴床、補覺，但算下來一天睡了十多個小時仍然覺得很睏，而且容易造成睡眠的惡性循環。此時，不妨試著少睡點，嚴格限制自己的睡眠時間，比如限制自己只有晚上 11 點到早上 8 點這個時間段能待在床上，時間到了以後就立刻起床，其他的時間禁止自己睡覺，強制保持清醒。通過這種方式可以改變自己的不良睡眠習慣。

貼士 6：建立與床的心理暗示

在床上盡量不要做其他不相干的事情，讓自己建立起臥室、床和睡覺的心理暗示，如果睡不著就下床幹些其他的事情，有了睡意以後再上床睡覺。

貼士 7：光線的作用

光線會減少我們體內褪黑素的產生，促使人保持清醒。因此，如果第二天不想太早醒來，可以把窗簾拉上。同理，在晚上睡覺前，盡量遠離手機、iPad 等有背光顯示屏的電子產品，也不要在光線太強的台燈下看書，因為光線很有可能會抑制你的褪黑激素，讓你無法入眠。

貼士 8：運動改善睡眠

我們都知道，如果某天進行了大量的體力活動，就會睡得更快、更沉，這就是運動對睡眠的神奇效果。白天適量的鍛煉會使我們的身體產生疲乏感，從而延長我們的深度睡眠。此外，運動還可以幫助我們排解壓力，緩解緊張的情緒，壓力感和緊張感是導致我們睡眠不正常的主要原因之一，因此運動幫助我們保持愉悅心情的同時，也可以很好地改善睡眠。

貼士 9：讓身體喝夠水

很多"美容專家"會提倡在睡前兩小時無論如何都不要喝水，因為睡前喝水會造成第二天臉部水腫，影響美觀。但這是個非常不正確的做法。既然身體發出了"我渴了"的信號，為甚麼不喝水？這就好像一個小孩子一直哭鬧著，告訴他的媽媽："媽媽我餓！"但是媽媽卻說："寶貝，現在進食會讓你變醜，再忍 8 個小時吧。"這樣聽起來很荒謬對吧？身體也是這樣，既然它需要水了，它會給你信號"我渴了"，那就給它水，否則將會嚴重影響身體的機能。

缺水會影響我們的血液，導致其變得黏稠無法攜帶氧氣到達身體各個部分。特別是在深度睡眠的時候，血管會膨脹，白天儲藏在內臟器官中的大部分血液會流向肌肉並修復它們，如果血液缺水，將會影響其攜帶氧氣的功能。並且晚上的大部分能量消耗在消化系統中，如果身體系統的含水量多，晚上在身體消化食物的時候會消耗比較少的能量，從而讓你能集中精神進行更好的睡眠。

貼士 10：睡前少吃難消化的食物

我們在上一條説到睡覺時大部分能量都被消化系統消耗掉了，因此，晚上消化系統的任務越重，睡眠的質量就越差。如果你在晚上經常吃難消化的食物，比如脂肪一類，那麼很有可能你的睡眠質量會驟降。晚上的飲食也盡量以清淡為主，睡前如果餓了，吃些水果和酸奶是可行的。

生命在於運動

大量的實驗和理論都表明運動是防止衰老的有效因素之一，而且越早進行越好。運動，無論是何種形式的鍛煉，都能促進生長激素和睪酮的分泌，以及內分泌系統的代謝。

2003 年中國體育總局曾對長期堅持長跑鍛煉的 60 歲老人和其他未進行鍛煉的 60 歲老人進行問卷調查，結果發現長期的長跑鍛煉使這些老年人的身體狀況顯著年輕於其生理年齡，身體的各項機能也優於不鍛煉的對照組，長跑組的老年人幾乎都沒有心血管和呼吸系統疾病，而對照組有 47% 老年人有著不同程度的心血管和呼吸疾病。這一實例，無疑為我們耳熟能詳的"生命在於運動"提供了絕佳的證據。

作為新時代居民的我們，享受著技術的便利，很多人可能在心裡嘀咕——"運動？幹嘛要運動，我每天舒舒服服上班下班回家看電視上網，一樣很健康，我才不要折騰。"可是現在的你雖然看起來"健康"，20年後就很難說了，所以趕快動起來吧！

生命在於運動

人在30歲以後，每增加10歲，肌肉總量就會減少3%~5%，如果不運動，甚至可以消退8%以上，到60歲時，肌肉總量可

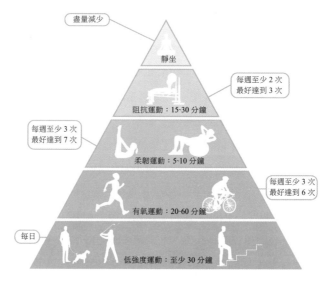

圖 5-1　人體運動金字塔

能下降 25%~30%。肌肉的萎縮對人體來説是不可逆的，如果你堅持鍛煉，可以在你 60 歲時把肌肉萎縮量降低到 8%，這就是鍛煉對肌肉萎縮的抑制作用，也是運動能讓人變得年輕的原因之一。

大量的實驗和理論都表明運動是防止衰老的有效因素之一，而且越早進行越好。運動，無論是何種形式的鍛煉，都能促進生長激素和睪酮的分泌，以及內分泌系統的代謝。

我們的身體就像一塊形狀可塑的橡皮泥，擁有甚麼樣的生活方式決定了它有怎樣的機能和抗壓能力，如果我們長期通過運動來向身體"施壓"，那麼我們的身體就會變得更加強壯來對抗其他的壓力。

運動為甚麼使我們感到愉悅

有運動經歷的人會很清楚，運動完之後我們通常會很高興，像被人打通了"任督二脈"一般酣暢淋漓，這是為甚麼呢？為甚麼我們在運動後會感到快樂？為甚麼運動能釋放我們的心理壓力？科學家們發現，在鍛煉時，大腦會立刻感受到壓力，此時我們的大腦就會進入"原教旨"模式，設定我們是在"作戰"或是"逃跑"，於是會釋放出一種叫作腦源性神經營養因子（BDNF）的物質，這種物質能修復我們的記憶神經元，它就像是讓電腦重啟的按鈕 —— 死機了？沒關係，重啟一下就好了。因此，我們在運動完後會感到放鬆、開心。另一項研究來自美國達特茅斯學院，研究者們發現，腦源性神經營養因子表達的程度和記憶力的提高成正相關。科學家們分析了運動對學習和記憶能力的影響機制，發現二者呈正相關的關係，也就是説適量的運動很有可能可以提高你的記憶力。

　　除了腦源性神經營養因子，在運動時，大腦還會釋放出內啡肽，它能將運動帶給人體的不適感降到最低。可以説，這兩種物質的運作機制就像嗎啡、海洛因和尼古丁一樣，能觸發你的愉悦感，難怪經常有人説運動會讓人上癮，一天不出去跑跑就渾身癢，這不是一樣的道理嗎！

　　運動除了讓你的身體分泌使你快樂的物質外，還會幫助你對抗恐懼。美國國家心理衛生研究所的研究人員做了一項實驗。他們將兩種不同種類的雄性小鼠關在一起，一種是"暴躁"的小鼠，喜歡

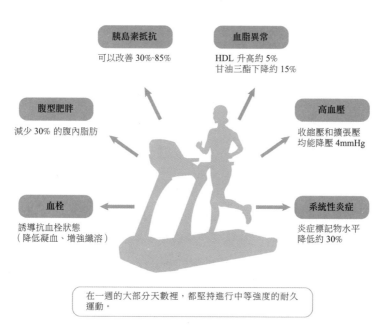

圖 5-2　運動的好處

獨居，當有其他小鼠侵入它的領地時會變得暴怒無比；另一種是"非暴躁"小鼠，也就是普通的小鼠。當科學家們把它們放在一起，"強迫"它們"同居"時發現，很多小鼠在面對"暴徒"時都非常緊張，並且在進行高壓測試時，這些小鼠不是怕得動不了就是跑到黑暗的角落裡躲起來。

對照組的小鼠卻不是這樣。對照組的小鼠在被放進"關有老虎"的籠中之前就已經在自己的籠子裡翻滾奔跑了一段時間，在與強壯暴躁的小鼠同住後，受到欺負時它們會變得順從，遠離恐嚇時就會恢復正常，不至於被嚇呆或是躲起來，可見其抗壓性相對而言要好得多。為了找出二者的區別，科學家們觀察了小鼠的腦部細胞，發現對照小鼠前額葉皮質（進行情緒處理的部位）的部分神經元在實驗中被激活的頻率和次數都更多，而且處理恐懼和焦慮的杏仁體等鄰近腦區的神經元也非常活躍。雷曼博士相信是之前的運動經歷讓對照小鼠們有了更好的處理不愉快情緒的能力，由此可見，運動可以帶來很好的減壓效果。

運動和腸道菌落

我們在前面提到，腸道菌落的多樣性及健康與人體肥胖以及其他健康問題息息相關。2014 年，愛爾蘭科克大學的研究者們發現，運動可能會對腸道菌落的多樣性產生有益的影響。

研究者們關注了 46 位正在進行嚴格訓練的專業橄欖球運動員，從他們的運動、飲食以及腸道菌落等方面入手來進行研究。科學家們將參加實驗者分為三組 —— 普通健康男性組，以及 23 名為正常

BMI 的運動員組（BM＜l25），還有 23 名高 BMI 的運動員組（BMI≥28）。研究人員調查了受試者們在過去四週的飲食狀況，並記錄他們日常體育活動的進行情況，還採集了他們的糞便和血液樣本，分析他們的驗證標記物、代謝標記物以及腸道菌落的情況。結果表明，與普通健康男性組相比，運動員組有著更多樣更健康的腸道菌落群。儘管運動員的肌酸激酶（反映肌肉/組織損傷情況的標誌物）水平相較要高，但是他們炎症標誌物水平卻明顯低於對照組，代謝水平也比對照組要好。因此，某種程度上，運動對於腸道菌落的健康和人體代謝的平衡是有益的。

如果說世界上有哪一種東西能接近於靈丹妙藥，可以幫助人們抵禦心臟病、糖尿病、癡呆症等各類疾病，那恐怕就是運動了。人人都知道運動好，也很少會有人質疑適量的運動對人體的益處，那為甚麼還不動起來呢？除了懶之外，可能還有一些潛在的原因。

加拿大麥克馬斯特大學的研究人員做了一項關於小鼠與運動的實驗發現，缺乏 AMPK 基因的小鼠在運動時，體內線粒體水平較低，肌肉無法很好地利用葡萄糖，因此也就顯得"懶洋洋"的。這是甚麼原理？我們知道在運動時，肌肉細胞中的線粒體會增加，而不運動時則會減少，AMPK 酶即是調節線粒體的關鍵，缺乏這類基因的小鼠懶洋洋地根本不願意"奔跑"，這也很有可能是你"懶洋洋"的原因。

由於新技術的進步，人們越來越傾向於當一個"沙發馬鈴薯"，但正是運動水平的降低，導致了人們肌肉細胞中的線粒體又逐步減少，反過來，這又會促使人們更不想去運動了，如此便形成了一個惡性循環。所以，要打破這個循環，快收拾好你運動的裝備，打開門，鼓起勇氣跟自己說："Just run!"（儘管跑吧！）

在不容樂觀的環境中逆襲

人類真的無所不能嗎？環境污染戳穿了我們的盲目自大，以及這個時代的虛假繁榮。因為，抬頭看著灰蒙蒙的天空，低頭看看垃圾漂浮的河流，我們竟然無能為力。

2017 年 1 月，世界衛生組織在其公報上發表了一篇題為《聯合國部門攜手應對導致不健康的環境根源》的文章，文章指出，環境污染正對人類造成致命危害，每年大約有 1260 萬人死於與環境污染有關的疾病，人數佔全球每年總死亡人數的四分之一。空氣污染、水污染、土壤污染等環境問題像是烏雲一直籠罩在人們的頭頂，威脅著人們的健康。回顧人類經濟社會的發展歷程，不可持續發展的能源之路讓人類付出了慘痛的代價。能源生產造成的大氣污染會引發心臟病、肺病、癌症等疾病，全球每年有超過 650 萬人為此喪命。覆巢之下，安有完卵，人類健康所面臨的環境問題複雜且難以在短期內解決，單兵作戰亦是杯水車薪，無法改變整體環境。當環境退化無法被改變時，我們作為人類群體裡一個微小的個體，如何獨善其身以保障自己的生命健康呢？

霧霾：無形的殺手

　　2015 年記者柴靜推出了一部有關中國空氣污染的紀錄片《穹頂之下》，引起人們對空氣污染問題的關注，片子將一個 "新角色" 帶進了人們的視線 —— 霧霾。是啊，從甚麼時候起我們看到的都是灰蒙蒙的天空，從甚麼時候起空氣裡彷彿有股嗆人的煙味，從甚麼時候起從十幾層的高樓遠眺總是只有隱約的風景，好像總是覺得哪裡不對，可又説不上來。終於看到街上一個又一個被白色口罩遮擋的面孔，你知道，我們賴以生存的空氣出問題了。灰蒙蒙的 "霧" 總是縈繞在我們的大氣中，終日也不見散去，這可不是甚麼普通的 "霧"，柴靜的紀錄片給我們做了一次科普，它叫霧霾。

　　甚麼是霧霾？這個可以拆開理解，霧就是我們所説的懸浮在近地面空氣中的微小水滴或冰晶組成的自然現象，出現霧時，空氣濕度通常很大。而霾，則是懸浮在大氣中的大量微小粒子、硫酸、硝酸、有機碳氫化合物等的集合體。當二者組合到一起，就像水和上了水泥，這就是霧霾。可不要小瞧它，這才是真正的無形殺手，見血封喉。

　　西方國家在能源結構轉型之前也曾有過發生 "霧霾" 事件的時期，其中最為著名的要數英國 1952 年的煙霧事件。這是英國歷史上最嚴重的公害事件之一，雖然在當年 12 月之前也發生過多次類似的天氣現象，但並未引起人們的重視，終於到了 12 月，氣溫低加上無風，大量燃燒煤炭產生的被污染的空氣縈繞在倫敦的上空，形成了濃重的大霧。在煙霧事件的第一週，即有約 4000 人死亡，並導致 10 萬人以上患上呼吸系統疾病。根據 2004 年的報告，當年的煙霧事件造成逾 1.5 萬人死亡，此次事件的巨大衝擊讓人們開始意識到大氣污染問題的嚴重性。此後，英國政府進行產業升級，積極推廣《清潔空氣法》才使空氣質量逐漸好轉。而時隔 60 餘年的現在，我們正在經歷著英國當年經歷的事件。

霧霾中含有數百種化學顆粒物質，它們會在人體毫無防備的情況下侵入人們的呼吸道和肺葉裡，從而引起呼吸系統、心血管系統、血液系統、生殖系統等疾病，諸如咽喉炎、肺氣腫、哮喘、鼻炎、支氣管炎等炎症，長期處於這種環境還會誘發肺癌、心肌缺血及損傷等疾病。其中對人體傷害最大的是 PM2.5（直徑小於 2.5 微米的顆粒物），因此 PM2.5 成為霧霾的代名詞。這些顆粒由於過於細微並不會被我們鼻子裡的纖毛以及咽喉的黏液過濾，它們會進入我們的呼吸道、肺葉、肺泡，甚至進入血管裡，隨著血液循環而跑遍我們的身體，並且它們的存在是永久性的，並不是清理一次肺和呼吸道就被排出體外了，所以它們對人體的傷害也是永久性的。多麼可怕！

抵禦霧霾的侵害

政府和各機構雖會逐步推動各項空氣污染的管制措施，但因氣象條件變異所導致的空氣品質急速劣化仍然無法避免，而我們又不可能一日不呼吸，身為空氣污染的"活靶子"的我們該如何應對呢？首先，應養成及時關注空氣質量信息的習慣，特別是在空氣污染較嚴重地區的市民，若空氣質量不佳，則盡可能避免不必要的外出並且關上家裡的門窗。如果家裡使用空調系統，那麼應採用內循環的方式運轉，最好能以活性炭過濾空氣。如果家裡有條件還可以購買空氣淨化器，甚至安裝新風系統來保證家裡空氣的質量。

除了盡量避免出門，也要盡量避免劇烈活動，這樣可以防止吸入過多的有毒物質，在出門時一定要佩戴有效的口罩，遠離一切灰塵、煙塵以及其他刺激性物質。從外面回到家記得勤洗臉、清洗裸露的皮膚、更換衣服，因為空氣中的細小顆粒可能會附著在我們的皮膚上，及時清洗可以防止室內的二次污染。

抵禦霧霾的侵害，除了藉助外在的工具，增強自身的抵抗力也是非常重要的。我們常説的木耳、豬血清肺的説法實際上對防禦PM2.5 沒有太大的作用，因為木耳、豬血、雞血等血製品只能進入我們的消化系統，阻擋不了霧霾顆粒物質對肺部的損害，因此説"豬血清肺"等説法實際上是不可靠的。但能確定的是，在 PM2.5 顆粒物進入人體後，我們體內的自由基數量會急劇上升，自由基會攻擊我們身體器官的細胞，具有強氧化性，因此多吃些含有抗氧化劑、維生素 C、維生素 A 以及蛋白質的食物可以消除人體的自由基，保護我們的身體免受自由基的損害。

無處不在的水污染

關係生命的環境問題除了空氣污染外，還有水污染。2003 年，中國水利部曾對全國 700 多條河流，約 10 萬公里的水資源質量進行評價，結果是 90% 以上的城市水域污染嚴重，46.5% 的河長受到了污染，水質只達到四、五類，10.6% 的河長受到了嚴重污染，水質為超五類，水體已經喪失了使用價值。被污染的水源對人體會有直接的損害。2014 年，甘肅蘭州自來水受到工業污染，導致苯含量超標，蘭州多地的自來水出現異味，市民們將超市裡的礦泉水搶購一空，這只是中國多起水污染事件中的一件。

在發達國家，工業用水重複率達 80% 以上，污水處理後達標才可排放，而中國的重複利用率則遠低於此。並且，直到 20 世紀 90 年代中期，全國的生活污水處理廠仍不到 5 家，絕大多數城市的生活污水處理率為零，等同於直接排放，而發達國家的數據是平均每 1 萬人就有一個污水處理廠，用於處理市民的生活廢水。更麻煩的是，中國還是世界上使用化肥強度最高的國家，這也就意味著農田施用化肥、農藥以及水土流失造成的氮、磷等化學污染會直接影響我們的河流，讓水污染的狀況越來越嚴重、複雜。

那我們該怎麼辦呢？首先我們要搞清楚水污染的分類，水污染一般分為三類：第一類是生物性的水污染，比如各類細菌、病毒和寄生蟲的污染，這個常發生於災後。第二類是物理性的水污染，包括懸浮物、放射性污染。第三類即化學污染，我們常見的工業污染、重金屬污染即屬於此類。如今影響我們日常生活的主要是第三類，重金屬及各類化合物會在我們體內和蛋白質及各種酶發生強烈的相互作用，使它們失去活性，並且這些物質會在人體裡長期聚集，長期超標會對人體造成重大損害。

那麼我們如何保護自己呢？現在市面上出現了很多淨水設備，它們真的有用嗎？我們常用的管線式飲水機，可以制冷和加熱的那種，是沒有過濾功能的；而軟水機，主要過濾掉的是鈣離子、鎂離子，這個主要是針對"過硬"的水質使用；採用反滲透技術的淨水器，其原理是在高於溶液滲透壓的作用下，將水中的雜質，包括重金屬、有機毒物等分離出來。不過因為過濾得太過徹底，也有部分人擔心，

　失衡 —— 為甚麼我們無法擺脫肥胖與慢性病

這種方式會將水中本身蘊含的營養物質也隔絕在外；超濾膜淨水器，相較反滲透的淨水器，會將過濾膜的直徑放大，雖然能有效濾除水中的固體雜質、部分細菌和微生物，但是較小的有害離子仍然存在。有條件的家庭可以使用合適的淨水器幫助我們打造"健康防線"，當然，也不用對飲用水過於緊張，畢竟天下沒有絕對純淨的水。

第二步：遠離"亞健康"

健康是一條波浪線

平衡是動態的，健康也是，身體時時刻刻處在變化中。你唯一能夠主導的是，以良好的生活方式讓它正向流動，遠離疾病。

假設現在我是一名記者，拿著話筒面對著你，問你："你覺得自己健康嗎？"你可能會想：切，不就是健康嗎？我也沒缺胳膊少腿的，也沒有患上甚麼疾病需要每天吃藥，更沒有臥床不起行動不便。於是你告訴我："我覺得自己挺健康的。"可是如果我再深問下去，你真的健康嗎？你可能會啞口無言。

代際的健康：我們就像波廷閣的貓

在我們的概念裡，健康就等於身體"沒毛病"，就像一台機器，沒有出現故障，可以繼續運行，那麼它就是"健康"的。可是我們的身體不是機器，不是只有"好"和"不好"兩種極端狀態，也不等同於只要把"壞掉的零件修理好"又能恢復如初。我們的身體、健康永遠是在一個不斷調節、適應、變化的過程中，在各方面調試都合適的時候，它會表現得越來越好，而當"運行困難"的時候，它會不斷降低自己的"檔位"以供應最基本的功能運作，出現疾病時，就已經到"背水一戰"的狀態了。

20 世紀 30 年代，科學家波廷閣（Francis M. Pottenger）做了一組實驗，他把相同條件的貓分為不同的實驗組，其中一些貓吃新鮮的自然食物，而另一些貓吃加工食物。從觀察來看，第一代貓並沒有表現出太多差異，到了第二代，吃加工食物的貓出現了一些變化：它們的身體對稱性越來越差，注意力也越來越難以集中，越來越容易生病，生育障礙也變得頻繁。雖然有人詬病波氏的實驗並不夠嚴謹，但波氏的結論確實是正確的，"不健康"正是會一代一代地遺傳、積累。從某種角度來說，我們就像波廷閣的貓，並一代又一代地孕育著下一代的貓，我們對健康的定義越放越低，甚至已經在工業社會裡迷失太久，我們所理解的"健康"，僅僅只是身體"暫時還沒有罷工"的可憐狀態。

甚麼是亞健康

"亞健康"這個概念大家應該都不陌生，這個理論最初起源於前蘇聯學者布赫曼，他提出了在健康和疾病之中還存在著一個"第三狀態"，20 世紀 90 年代，中國一位來自青島醫學院的中醫教授受到布赫曼的影響，稱此狀態為"亞健康狀態"，從此這個具有"中國特色"的概念便流行開來。但不得不說,在對"亞健康"描述的相關材料中,大多只將此描述為疾病和健康的中間狀態,很難有準確而詳細的界定標準,也經常有人質疑"亞健康"這個概念的醫學準確性和國際適用性。但我們發現,很多時候病人去看醫生,尤其是看西醫時,醫生做了各種檢查往往下的結論是病人沒有生病,但病人又確實感覺自己處於"非健康"狀態。從預防醫學的角度來說,此時如果完全不管自己的身體,等生了病再來調理確實是不可取的,因此從這個角度來說,"亞健康"這個概念也是具有保健意義的。

亞健康狀態即指與健康一步之遙的狀態,這個詞多在中醫中使用。此狀態多出現在 18~45 歲的青中年,尤其以都市白領佔據多數。這個年齡段的人因為有升學壓力,或需要商務應酬,並存在人際交往及工作的壓力,若無法科學地進行自我調適,便可能會進入亞健康狀態。

你是否感覺到自己容易疲乏或者無明顯原因地容易精力不濟、體力不支?你是否經常感覺自己注意力不集中、易怒、悲觀?你是否感覺自己容易處於敏感緊張的狀態,懼怕與人交往?你是否感覺自己睡眠時間越來越短,即使醒來仍然感覺疲乏?你是否開始頻繁上廁所,出現脫髮、早禿?儘管亞健康目前還沒有明確的醫學指標來確定,但如若你的身體沒有甚麼明顯的病症,但又長時間處於這種"不舒服"的狀態下,比如:失眠、乏力、無食慾、易怒、心悸,那麼這很可能是身體在向你報警了,如若再發展下去,就是"疾病"狀態,精神負擔過重、壓力大、生活不規律的人來說尤其需要注意。

從前述可知,亞健康是一種介於灰色地帶的狀態,它往往是很多疾病的前兆。如果我們能重視並及時地調整亞健康狀態或者進行預防性治療,就能防止疾病的發生。

如何做好預防保健

在預防保健上，當我們面臨亞健康狀態時，可以嘗試進行一下"吐納"呼吸訓練法來調整自己的精神狀態。這種訓練可以通過改變我們的正常呼吸來鍛煉我們呼吸系統的功能，並且調動相關的支持系統，比如循環系統、運動系統等，都會得到相應的鍛煉。在進行吐納時，我們可以採用"吸一呼三"、"吸三呼一"等方法，把一口氣變成多口氣，來訓練人體的耐缺氧能力、增加肺活量，在你感到自己精神緊張、疲乏的時候，可以採用吐納法讓自己放鬆下來。

吐納法是中醫道家的養生方法，其要點是緩緩呼出身體內的濁氣，再通過深呼吸吸入清氣，呼要呼盡，吸要吸滿。此外，還要注意呼長吸短，吸氣後略在腹部停頓，然後再收腹呼氣，以完成清濁之氣的轉換。從科學的角度來看，深呼吸本來就是一種健康運動，是與淺呼吸相對應的。深呼吸的本質是加強了氧氣的供應，血液將氧氣和營養輸送給全身的細胞，促進了人體的新陳代謝，同時排出了大量的二氧化碳，讓頭腦更為清醒。

從飲食上來說，我們可以多吃可以穩定情緒的食物，比如鈣。鈣是一種非常好的能安定情緒的物質，牛奶、酸奶等乳製品以及魚類、肝、骨頭湯等都能讓我們的心態平緩；科學家們還發現，當我們感到自己心理壓力大時，人體維生素 C 的消耗量會明顯增加，因此精神緊張者可多吃些鮮橙、獼猴桃，這些水果可以幫助補充體內的維生素 C。

而對於疲勞者，多吃些鹼性食物有助於恢復身體的飽滿狀態。這是因為我們在疲勞時，身體的酸性物質會集聚，此時不應大吃肉類食物，因為肉類食物屬於酸性，會加重我們身體的疲勞感，相反蔬菜、水果、水產品等鹼性食物可以幫助我們迅速恢復體力。在此，我們提供一些針對不同身體狀態的飲食法則，以供參考。

失眠煩躁健忘時：多吃含鈣、磷的食物。含鈣多的食物如大豆、牛奶、鮮橙、牡蠣；含磷多的食物如菠菜、栗子、葡萄、馬鈴薯、禽蛋類。神經敏感時：適吃蒸魚，但要加點綠葉蔬菜。吃前先躺下休息一會兒，鬆弛緊張的情緒；也可以喝少量紅葡萄酒，幫助腸胃蠕動。眼睛疲勞時：可在午餐時食用鰻魚，因為鰻魚含有豐富的維生素 A。另外，吃韭菜炒豬肝也有效。

從生活上來說，及時調整生活方式，養成健康、規律的生活習慣，保證充足的睡眠，積極參加戶外的體育鍛煉，有助於我們保持健康、樂觀的心理狀態；同時，適當地培養一些興趣愛好，修身養性的同時也可以幫助我們緩解精神壓力。在進行高強度、超負荷的工作時，也要注意勞逸結合，否則休息不好，容易造成疲累的積累。過勞是我們對健康的"透支"，容易損傷身體，日積月累，必然會引發疾病。

我們知道"亞健康"並沒有一個判定標準，醫學裡也不會用這個詞來判定你的身體狀態。這個名詞就像"幸福"一樣，只要你覺得自己是，那麼就可以是，從這個角度來說，"亞健康"就像你身體的紅燈，時刻提醒著你關注自己的身體健康和機體平衡，畢竟多關注自己的健康不是件壞事，世界上再沒甚麼事比自己的生命更重要了。

漫長的抗氧化之路

你可能不知道，在我們的身體裡，每天都在進行著數億次的戰爭——抗氧化物質一次次撲滅自由基，以維護身體的和平。漫長的抗氧化之路是我們終其一生都逃不掉的使命。

你可以不抽煙、不喝酒、選擇健康的生活方式，但卻無法躲開一個想像不到的毒素：氧氣。氧賦予我們生命，同時也釀下了禍根——氧氣會在細胞裡轉換，變成自由基分子，這些分子會對細胞造成損害，許多科學家們猜測，自由基很有可能是導致人類衰老和疾病的罪魁禍首。

自由基是誰

我們知道，氧氣分子一旦形成，便會到處亂跑，跟各式各樣的東西發生反應，但大部分情況是好的。比如氧氣會在細胞的線粒體中與脂肪和糖類結合，激發出能量，來供應我們的活動。但在產生能量的過程中有少部分會生成一種惡劣的形式，即自由基。

自由基，又叫氧化劑，是具有不成對電子的化合物，也就是奇數電子的原子、分子或離子。由於不成對，所以自由基非常活躍、不穩定，必須從外部取得一個電子才能使其達到穩定狀態。氧化劑，是不是聽起來很熟悉？沒錯，就是那個讓金屬生鏽的傢伙。自由基就好比在街上遊蕩的流浪漢，由於沒有穩定的住所，只得四處橫行，四處製造麻煩，它會與細胞膜、蛋白質、DNA 以及我們身體裡的其他細胞構造結合，並加以破壞。有人估計，我們身體裡每個細胞裡的 DNA，每天要遭受大概一萬次氧化劑的"襲擊"，幸好，大部分的攻擊都會被抗氧化劑攔截下來；至於自由基亂跑造成的傷害，我們身體裡的蛋白質也會修補回來。但這就像一個老是被傾倒垃圾的池塘，雖然垃圾會被定時清理，但時間久了，日積月累，池塘仍然會臭氣熏天，我們的身體也是，自由基對我們身體的傷害逐日累計，一年一年過去，於是便會產生一個孱弱、衰老的身體。

人體產生的自由基有兩個來源：一個是體內形成或新陳代謝產生的自由基，包括維持人體健康必需的自由基，比如一氧化氮自由基，這部分可以說是"好"自由基，還有會引起連鎖氧化反應的"壞"自由基，比如氧自由基及其衍生物。另一種是外在的誘導因素，比如抽煙、空氣污染、壓力等因素都會讓人體產生大量的自由基。

大多數的自由基都是對人體有害的"壞蛋"，比如氧自由基及其衍生物。氧自由基是人類呼吸的副產物，氧氣在體內代謝過程中會得到一個額外的電子，而形成氧自由基，我們的生理活動中大約有 3% 的氧氣會變成氧自由基。氧自由基會衍生出其他含氧的自由基，如氫氧自由基、烷氧自由基，這些含氧的自由基都具有強烈的氧化作用，統稱氧化自由基。氧化自由基的主要功能是執行免疫工作，抵抗細菌或病毒的侵襲，不過氧化自由基過量會傷害人體，它會把脂質變成過氧化脂質，破壞細胞的組織及脫氧核糖核酸（DNA）的完整性，使血管硬化，甚至引起基因突變。空氣污染、水質變化、生活壓力、抽煙、紫外線、高能量輻射（如 X 光）、飲食不均衡、食物污染等因素都會誘導人體產生大量的氧化自由基。

自由基對人體的傷害不勝枚舉，很多伴隨著老化而形成的退化性疾病、慢性疾病，比如癌症、中風、心臟病、糖尿病等疾病都跟自由基的破壞有關。美國加州大學伯克利分校的生化學者艾姆斯（Bruce N. Ames）在談到如何延長人類壽命的話題時就曾說："關鍵在於真正了解氧化劑如何造成傷害，而我們目前正在進展當中。我相信，人類變得更長壽的那一天，將遠比任何人能想像的都來得早。"

抗氧化之路

如果氧化是導致我們衰老的罪魁禍首，那麼我們只要想辦法提高抗氧化的能力就行了。沒錯，我們人體用來抵抗自由基傷害的抗氧化物質主要有兩類，一類是我們體內製造的抗氧化酶，另一類是我們日常飲食攝取的抗氧化物。

人體就像一台精妙、和諧的機器，一方面產生了自由基，另一方面又製造出抗氧化酶來轉化對人體有害的自由基，它們是人體對抗自由基的第一道防線，可以在過氧化物中產生，即刻就發揮作用，利用氧化還原作用將過氧化物轉換為毒害較低或無害的物質。不過想以口服的方式補充這些抗氧化酶是不可行的，因為當它們進入胃部時，會被胃酸破壞而失去效用，而且抗氧化酶的產量會隨著年齡的增加而減少，因此需要其他抗氧化物質的協助才能避免自由基的傷害。

所幸其他的這些抗氧化物可以從食物中攝取，比如維生素 C、維生素 E、胡蘿蔔素以及其他一些來自蔬菜、水果的植物化學成分，尤其是類黃酮物質，都是很好的抗氧化物，因此多食用含有以上物質的蔬菜水果，能幫助我們抗氧化、防衰老。

無論是依靠我們體內的抗氧化酶來清除自由基，或是從體外補充抗氧化物，都是從增強抗氧化的層面著手的。要想減輕自由基對身體造成的氧化壓力，還有另一條路，即在生活中減少自由基的產量。我們體內生理合成的自由基雖然無法控制，但因外因產生的自由基我們是可以控制的，比如：不抽煙，抽煙會給我們的身體帶來成千上萬的自由基；不吃過量的牛、羊、豬肉等紅肉，因為這些肉類容易帶來過氧化脂類；不做過於激烈的運動，因為過激的運動會讓我們消耗更多的氧氣，從而產生更多的自由基；再如保證睡眠不要熬夜、盡量少生氣等，都是減少體內自由基產生的途徑。

最健康的飲料：茶

茶是世界上最健康的天然飲料，沒有之一。

茶，唯一沒有副作用的健康飲料

來自中國的茶是這個世界上最健康的飲料，也是唯一沒有副作用的飲料。

"神農嚐百草，日遇七十二毒，得茶而解之"，我們現在知道，《神農百草經》中記載的"茶"，就是中國的老祖先喝了上千年的茶。古人喝茶，認為它能夠提神醒腦，除油解膩，至於茶為甚麼有這樣的功效，他們並不十分清楚。一直到 19 世紀，茶的功能都沒有被解密。

到了 20 世紀六七十年代，自然科學和生物化學的發展才揭開了茶神秘的面紗。通過對茶葉內含物的研究分析，科研人員找到了茶為甚麼具備那麼多功能的答案。

茶葉中的水溶性物質為 30%~48%，主要包括茶多酚、生物鹼、氨基酸、糖類、有機酸、礦物質等成分，它們綜合在一起，構成了茶葉的品質和滋味。

茶多酚是形成茶葉色香味的主要成分，也是茶具備保健功效的有效成分之一。多酚類物質佔鮮葉乾物質總量的三分之一，佔茶湯浸出物總量的四分之三。茶多酚抗氧化性很強，因此並不穩定，如果不及時殺青，將茶葉中的多酚氧化酶消滅，很容易在一定的溫度和濕度下氧化成茶黃素、茶紅素。茶多酚的氧化程度是茶葉由綠茶轉變為烏龍茶、紅茶等半發酵茶、發酵茶的生化基礎。

茶葉中的生物鹼包括咖啡鹼、可可鹼、茶葉鹼三種，均具有興奮中樞神經的功效。茶之所以能夠提神，靠的正是這三種生物鹼。

茶葉中的氨基酸種類很多，以茶氨酸、穀氨酸、天冬氨酸為主，其中茶氨酸和穀氨酸是形成茶湯鮮爽滋味的重要成分，其鮮甜的口感抑制住了茶多酚和生物鹼的苦澀味。日本早在 1964 年就將茶氨酸作為食品添加劑使用。茶氨酸能夠安神降壓，舒緩神經壓力，促進大腦鎮定，現在是一些保健食品和藥品的原料。

此外，茶葉中還含有豐富的芳香物質，尤其以烏龍茶表現最為明顯，據檢測烏龍茶的芳香物質高達四五百種。

茶是純天然的飲料，可以說茶湯中不含有任何人工添加劑、防腐劑。喝了之後，對正常的成年人也沒有任何副作用。

茶多酚，天然的抗氧化神器

20 世紀 60 年代，日本科學家在茶葉中發現一種抗氧化能力很強的活性物質，後來發現該物質是多酚化合物，約佔茶葉乾物質重量的 18%~35%。其中，以綠茶含量最高，紅茶含量最低，這是因為隨著茶葉的發酵，茶多酚氧化成了茶黃素、茶紅素及茶褐素。

茶多酚並不是一種物質，而是多酚類物質的總稱。因此，現在的人們習慣稱這類物質為茶多酚，茶葉中多酚類物質包括兒茶素類、酚酸類、丙酮類及花色素類等化合物，其中，以兒茶素最為重要，約佔酚類物質總量的 60%~80%。茶多酚的抗氧化能力是維生素 E 的 18 倍，維生素 C 的 20 倍，人工合成抗氧化劑 BHT、BHA 的 4~6 倍，且很少的劑量（0.01%~0.03%）就能發揮作用，而且作為天然的抗氧化劑，無任何潛在的毒副作用。

茶多酚之所以具有抗氧化作用與其化學結構有關，茶多酚富含酚羥基，可以提供活潑的氫離子，使自由基滅活，變成穩定的化學結構。因此，分子中的酚羥基越多，物質的抗氧化能力就越強。

並且，值得一提的是，近年香港理工大學的研究者們通過一系列的細胞培養實驗發現，每天喝兩杯綠茶可以顯著地保護 DNA 免受氧化物氧化。在單盲[①] 交叉試驗中，科學家們找來了 18 名健康、不抽煙的受試者，每日喝兩杯（約 150 毫升）新鮮綠茶並與喝熱水的對照組進行對照，4 週後科學家們收集了受試者們的血液樣本，發現飲

---

① 只有研究者了解分組情況，研究對象不知道自己是試驗組還是對照組。——編者注

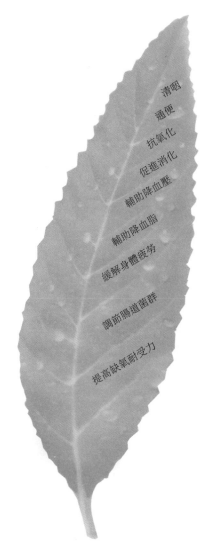

清咽
通便
抗氧化
促進消化
輔助降血壓
輔助降血脂
緩解身體疲勞
調節腸道菌群
提高缺氧耐受力

茶多酚 —— 國人健康守護神
美國 FDA（食品及藥品管理
局）審批的保健食品功能有
27 項，從國外大量的研究成
果表明，其中茶多酚至少有
16 項功效是有效的。

圖 5-3　茶的功效

茶者的 DNA 損傷減少了 30%~35%。

　　綠茶的保護作用主要依賴於它的抗氧化多酚類物質，在科學家們多項對動物與人類的研究中發現，茶多酚對我們的健康管理、細胞健康、心臟健康等方面有非常積極的作用。在日本東北大學醫學院的一項研究中也發現，綠茶可能會降低老年人發生功能性殘疾的風險。這是因為功能性殘疾通常和肌肉力量的缺乏有關，而綠茶中的茶多酚恰好可以改善這一點，茶多酚對 DNA 的保護作用能促進我們身體的整體健康。研究人員們在《美國臨床營養學雜誌》中的報告還稱："與綠茶相比，我們發現紅茶、烏龍茶、咖啡等飲料與功能性殘疾沒有關聯。"也就是說，只有綠茶的茶多酚具有顯著地改善腿部力量的作用。

　　茶多酚除了具備較強的抗氧化作用，還有滅菌的作用。中國是喝茶大國，在宋朝能夠出現大型城市的基礎是防疫機制的建立，喝茶是防疫機制中的隱形力量。一來，喝茶用的是煮過的開水，這相當於對自然界中的水進行了一次滅菌過程。二來，茶中的茶多酚也具有抑菌作用，對大腸桿菌、葡萄球菌、枯草桿菌等均具有抑制作用，喝茶相當於二次消毒。

　　關於茶的吸附作用，中國傳統的說法是"茶性易染"，這是因為茶多酚具有吸附性，能夠吸附空氣和食物中的異味。不僅如此，茶多酚還能吸附重金屬和亞硝酸鹽，與它們形成結合物沉澱，有利於減輕重金屬和亞硝酸鹽對人體的毒害作用。

　　在前面，我們了解了自由基對身體的危害，它是疾病產生的重要原因，也是人體衰老的本源。清除自由基是我們對抗衰老和疾病的必經之路。而茶多酚是消除自由基的能手，多喝茶不但能夠延緩衰老，還可以防癌、降低心腦血管疾病的發生。

美國研究人員對 20 名前列腺癌的男性患者進行調查，讓他們手術前每天喝 5 杯綠茶，手術後分析其血樣和前列腺組織，結果發現，他們的組織樣本中酚類含量較高。在癌細胞的培養液中加入綠茶或紅茶後，癌細胞生長速度明顯減緩。

中國浙江腫瘤醫院和美國亞柯廷大學的研究人員在 900 名婦女身上實驗，其中，254 名患有卵巢癌，652 名身體健康，實驗對比發現，無論是患癌還是健康的婦女，綠茶對癌細胞均有抑制作用，能夠降低婦女卵巢癌的發病率及提升治癒效果。

美國新罕布夏州達特茅斯醫學院的研究還表明，每天喝茶能夠減少兩種常見皮膚癌的風險。該研究小組在研究了 2200 名成年人的飲食及健康狀況之後發現，喝茶的人罹患鱗狀細胞癌和基底細胞癌的風險較低，每天喝一杯茶及以上的人，比不喝茶的人低 20%~30%。

茶多酚能夠保護和修復紅細胞的變形能力，還容易與血液中的凝血酶形成複合物，阻止纖維蛋白原變成纖維蛋白，降低血凝黏度，並抑制血漿及肝臟中膽固醇含量的上升，從而抑制動脈粥樣化斑塊的形成，預防血栓的形成，防止中風、心梗等心腦血管疾病的發生。

市面上的降脂抗栓藥物多是化學合成的，具有一定的毒副作用，不利於長期服用。而茶多酚是從茶葉中提取的天然成分，降脂抗栓的作用明顯，同時又具有較強的抗氧化特性，作為新型的功能性保健品，是很好的選擇。

"二戰"之後，由於美國在日本廣島、長崎投下原子彈，致使當地癌症發病率居高不下。根據相關調查發現，癌症發病率低的人群都有喝茶的習慣。日本千葉大學山下泰德教授研究指出，茶多酚具有抗輻射和解毒作用，能有效阻止放射性侵入骨髓，並具有吸收放射性物質鍶 90 和鈷 60 毒害的能力，是名副其實的"輻射克星"。

有關醫療部門臨床試驗證實，對腫瘤患者在放化療後用茶葉提取物治療，有效率高達 90% 以上。對因輻射而產生的白細胞減少症，茶葉提取物也有很好的療效。

茶多酚能夠讓人看起來更年輕，由於能夠清除自由基，可抑制皮膚線粒體中脂氧合酶和脂質過氧化作用，從而讓皮膚緊致光滑。此外，茶多酚是水溶性物質，添加茶多酚的洗面產品，除了能夠清除面部油膩外，還有收縮毛孔、消毒滅菌的作用。添加茶多酚的護膚品，能夠減少紫外線損傷，抑制黑色素的形成。

從深層次來看，茶多酚還能延長人的壽命，浙江大學的一項實驗發現，給果蠅餵食茶多酚之後，它們的壽命延長了，尤其是對雌性果蠅，效果更為明顯。

喝茶，給生活增添無限活力

很多人喝咖啡是為了提神醒腦，但跟茶相比，咖啡的提神效果比較迅猛短促。這是因為咖啡中咖啡因濃度較高，釋放速度較快。而茶中的茶多酚、茶氨酸等物質，能夠與茶裡的生物鹼協同作用，讓咖啡因比較均勻和緩慢地釋放，同時，也決定了茶的刺激性較小。

需要注意的是，一些心臟不好的人，最好不要喝濃度過高的咖啡，不妨喝一點淡茶。此外，長時間喝咖啡，會降低身體對咖啡因的敏感性，而且對咖啡因產生依賴。大腦對咖啡產生了"耐藥性"，但咖啡對心臟及骨質疏鬆的負面作用卻依然存在。

茶葉中的茶多糖非常有益於身體健康。茶多糖不是傳統意義上的糖類，而是一種類似於靈芝多糖、人參多糖的酸性糖蛋白，並結合大量礦物質。蛋白質部分主要由約 20 種常見的氨基酸組成，阿拉伯糖、木糖、半乳糖、葡萄糖等構成了糖的部分，礦質元素主要含鈣、鎂、鐵、錳及少量的微量元素等，可以稱為茶葉多糖複合物或茶葉多糖。這是一種具有多種功效的天然活性物質。據日本學者清水岑夫報道茶多糖具備生物活性之後，關於茶多糖的研究相繼展開，經實驗證實，茶多糖在降血糖、降血脂、調節免疫力、抗凝血等方面均有不凡的作用。

茶葉中的茶多糖含量與茶葉等級和加工方法均有關係，同等級別的原料，加工成綠茶、紅茶、黑茶，其茶多糖含量以黑茶最高，紅茶最低。一般情況下，級別較老的發酵茶茶多糖含量較多，尤其是一些發酵度高的粗老的茶，如普洱茶、安化黑茶，茶多糖含量較高、活性最強。

茶多糖降血糖的效果顯著，日本研究者對 17413 名 40~65 歲的日本人進行了長達 5 年的關於糖尿病的研究，結果表明：每天飲用 6 杯（1440 毫升）以上的綠茶，可以降低 42% 的糖尿病患病風險。這可能是因為，茶多糖不但能夠減弱四氧嘧啶對胰島 β 細胞造成的損傷，而且能夠改善受損 β 細胞的功能。

這個時代，抑鬱的人似乎越來越多，你可能不相信，喝茶還能夠降低患抑鬱症的風險，這是茶葉中的茶氨酸在發揮作用。

茶氨酸是茶葉中含量最高的氨基酸，約佔游離氨基酸總量的50%以上，它也是一種在其他植物中比較罕見的氨基酸，1950年由日本酒戶彌二郎從玉露茶新梢中發現，並命名為茶氨酸。到目前為止，除了在一種蕈和茶梅以及蘑菇、油茶、紅山茶中檢出微量存在外，在其他植物中尚未發現。

茶氨酸在化學構造上與腦內活性物質穀醯胺、穀氨酸相似，橫越等人在測定茶氨酸對大腦各部位單胺類代謝影響時發現，茶氨酸可以明顯促進腦中樞多巴胺釋放，提高腦內多巴胺生理活性。多巴胺是一種活化腦神經細胞的中樞神經遞質，其生理活性與人的感情狀態密切相關。儘管人們對茶氨酸在大腦中樞神經系統的作用機制並不是十分清楚，但茶氨酸對精神和感情的影響無疑部分是來自對中樞神經遞質多巴胺的作用。

日本科研人員在此前開展的多項研究中，探討飲用綠茶和減輕心理疾病之間的關係，結果發現，70歲以上的老年人每天喝4杯或以上綠茶，出現抑鬱症的風險減少了44%。科研人員發現，即使考慮到人們的社會經濟狀況、性別、飲食習慣、用藥問題及使用抗抑鬱藥物等因素，多喝綠茶對減輕抑鬱症狀的作用仍然很明顯。但飲用紅茶、烏龍茶和咖啡，沒有減輕抑鬱症狀的功效。研究人員認為綠茶中所含的茶氨酸對大腦能起到鎮靜功效。

保健食品市場上多數是為成人防病或改善作用的品種。像茶氨酸這種既不具有催眠作用，又可以解消疲勞、降低血壓和提高學習記憶能力的保健食品實為少見。為此，茶氨酸曾在1998年德國召開的國際食品原料會上獲得研究部門大獎。

　　世界上沒有哪一種飲料像茶這樣，天然芳香，回甘悠長，對身體有多種好處。而且飲用方便，只要有茶葉，有水，馬上就能泡出一杯香氣四溢的天然飲料。多喝茶，喝好茶，你的身體就會擁有無限活力，你的青春就能多持續一段時間。

第三步：樹立正確的醫學觀

每個降臨世間的人都擁有雙重公民身份，其一屬於健康王國，另一則屬於疾病王國。儘管我們都只樂於使用健康王國的護照，但或遲或早，至少會有那麼一段時間，我們每個人都被迫承認我們也是另一王國的公民。

從未停息的辯論

現代人爭論中西醫優劣時，總是會說起清朝康熙年間的一樁往事，清朝電視劇中也演過這個橋段。1693年，康熙帝患上了瘧疾，皇宮裡的御醫嘗試了各種方法都不見效。束手無策之際，一位來自法國的名為洪若翰（P. Joames Fontaney）的傳教士向皇帝獻上西洋靈藥，沒想到康熙帝服用後很快就痊癒了，這種靈藥就是金雞納霜。

大家往往從這個事例中得出這樣的結論：西藥強於中藥，西醫比中醫厲害。事實上，金雞納霜也是一種土藥，由秘魯熱帶雨林中的金雞納樹皮製成。傳教士去當地傳教，得了瘧疾，服用金雞納霜後被治癒，金雞納霜便成為他們隨身攜帶之物。

到了 1820 年，法國化學家佩爾蒂埃（Pelletier）和卡芳杜（Caventou）從金雞納樹皮中提煉出了"奎寧"，瘧疾才有了特效藥。

因為洋人的緣故，這個故事在清朝康熙時期可能讓人們對西醫產生了一些想像，但卻很難去比較中西醫的優劣，當時是中醫的天下，任何一個人生病後，去看中醫都要經過望聞問切，然後提幾大包中藥熬煮治病。

西醫進入中國是清朝後期的事，戰敗帶給清政府覺醒的決心，變革的一部分是學習西方先進的科技文化，其中也包括西方醫學。起初，西醫進入中國後，中西醫是朝著融會貫通的方向發展的。晚清進士唐宗海本身是中醫大家，後來又研究學習西醫，並在 1892 年寫成了著名的《中西匯通醫經精義》。他認為中西醫原理一致，應該取長補短，而中醫之長在於氣化，西醫長於解剖。

中日甲午戰爭，中國一敗塗地，決決大國竟然敗在一個彈丸小國手中，舉國震驚。革新派認為日本的崛起在於明治維新的成功，其中一項就是廢除漢醫，也就是中國傳過去的中醫。當時有一種全盤否定的傾向，中國很多傳統的東西都被認為是不好的，阻礙了社會的進步。中西醫之爭在此背景下轟轟烈烈地展開，持續了將近一整個世紀，一直到今天仍爭論不休。

其中，擁護西醫的典型代表前有梁啟超，後有魯迅，"醫學救國論"的呼聲此起彼伏。梁啟超寫道"強國必先強種，強種必先強身，強身必先強醫"……"凡世界文明之極軌，惟有醫學，無有它學……醫者，純乎民事也，故言保民，必自醫學始。英人之初變政也，首講求攝生之道、治病之法……學堂通課，皆兼衛生，舉國婦人，悉行體操；故其民也，筋幹強健，志氣猶烈，赴國事若私難，蹈鋒鏑若甘餌，國之勃然，蓋有由也。"梁啟超希望通過引進西醫達到強健國人體魄從而保種保國的目的。

梁啟超推崇西醫，得了腎病去協和醫治，據說手術中醫生割錯了腎，造成他的病情進一步惡化，躺在病榻上，梁啟超還在為西醫搖旗吶喊："我們不能因為現代人科學知識還幼稚，便根本懷疑到科學這樣東西。即如我這小小的病，雖然診查的結果，不如醫生所預期，也許不過偶然例外。至於診病應該用這種嚴密的檢查，不能像中國舊醫那些'陰陽五行'的瞎猜。這是毫無比較的餘地的。我盼望社會上，別要藉我這回病為口實，生出一種反動的怪論，為中國醫學前途進步之障礙。"

魯迅也是西醫的擁躉，他的父親因為被庸醫誤治身亡，給年幼的魯迅留下心理陰影，他去日本留學，學的正是西醫。但隨著生活閱歷的增加，魯迅對於中醫的態度也有變化。作於 1925 年的《論"費厄潑賴"應該緩行》中，魯迅這樣寫道："中國人或信中醫或信西醫，現在較大的城市中往往並有兩種醫，使他們各得其所。我以為這確是極好的事情。倘能推而廣之，怨聲還要少得多，或者天下竟可以臻於郅治。"作於 1933 年的《經驗》一文中，魯迅對《本草綱目》也給予了很高的評價："……這是一部很普通的書，但裡面卻含有豐富的寶藏。自然，捕風捉影的記載，也是在所難免的，然而大部分的藥品的功用，卻由歷久的經驗，這才能夠知道這程度。"

民國時期的中西醫之爭甚至超越學術討論範疇而上升為政治事件。1913 年，北洋政府教育部公佈大學課程時，公然將中醫排除在醫類之外，這就是近代史上著名的"教育系統漏列中醫案"。1929年，南京國民政府衛生部召開第一屆中央衛生委員會，會議通過了《廢止舊醫以掃除醫事衛生之障礙案》《統一醫士登錄辦法》《制定中醫登記年限》《擬請規定限制中醫生及中藥材之辦法案》，中醫的地位愈加岌岌可危。政府對中醫的打壓引起了中醫界聲勢浩大的抗爭，迫於輿論壓力和維護社會穩定的考慮，國民政府決定暫不執行通過的法案。

1949年，新中國成立後，政府明確確立了中西醫結合的政策，中醫、西醫得以齊頭並進、協同發展。然而，民間的爭論卻從未停止過。

2011年，中國藥學家屠呦呦獲得僅次於諾貝爾獎的拉斯克獎。2015年，諾貝爾生理學或醫學獎揭曉，屠呦呦再次獲獎。這兩次獲獎，均是表彰她發現了抗瘧疾的特效藥青蒿素。

屠呦呦獲獎本是好事，卻引來了一場不小的風波。有人說這是中醫的勝利，而反對者則宣稱青蒿素是地地道道的化學藥，跟中國傳統醫學並無關係。

還是看看諾貝爾獎委員會的漢斯·弗斯伯格（Hans Forssberg）怎麼說的吧，他說："我們不是把本屆諾獎頒給了傳統醫學。我們是把獎項頒給被傳統醫學啟發而創造出新藥的研究者……因此，你可以說受到了傳統醫學'啟發'，但這個獎項並不是給傳統醫學的。"

或者更準確的事實是，屠呦呦主持的項目組發現青蒿素是中西醫結合的例證。他們從中藥中受到啟發，以現代科學的方法提取了青蒿素，並經過嚴格的實驗論證，才最終將之變成了一種特效藥。

捉到老鼠就是好貓

"不管黑貓白貓，捉到老鼠就是好貓"，這句諺語在中國恐怕無人不知無人不曉。其實，對待中西、西醫，也應該是這種態度，任何一種能夠治病的醫學都應該被肯定。

美國著名作家蘇珊·桑塔格在《疾病的隱喻》中寫道："疾病是生命的陰面，是一重更麻煩的公民身份。每個降臨世間的人都擁有雙重公民身份，其一屬於健康王國，另一則屬於疾病王國。儘管我們都只樂於使用健康王國的護照，但或遲或早，至少會有那麼一段時間，我們每個人都被迫承認我們也是另一王國的公民。"中國也有句老話，人吃五穀雜糧，哪有不生病的。沒有人願意生病，但也沒有人能夠抗拒生病，或許，正是生老病死構成了一個生命體的完滿輪迴。

一旦生病，我們就要面對醫生，療效就成為考量醫學的根本標準。擁護西醫者傾心於現代化的高精尖科技武裝，相信數據總不會騙人，指望精準的西藥和手術能夠快速高效地將疾病消滅、剝離，使我們徹底治癒。而信奉中醫者，期待湯藥、針灸能夠細水長流、打通任督二脈，讓身體重新煥發生機。

事實上，從治病救人的角度來看，醫學無中西之分，只有有效和無效之分，而區分二者的標準是實踐。

從根本上來說，一般的觀念往往認為，西醫看的是"病"，中醫看的是"人"。這是甚麼意思呢？西醫比較具體，首先要確定患者得的是甚麼病，才能對症下藥，制訂治療方案。比如通過生化化驗，確定是病毒感染，還是細菌感染，並由此確定是用抗生素還是抗病毒的藥物治療。基本上，如果確定生的是同一種病，治療方法出入並不大。而中醫不是，它看的是生病的人，哪怕得的都是感冒，開出的藥方也因人而異，男女老少，體質不同，開的方子都不一樣。

西醫是以生物學為基礎，中醫則從中國傳統文化的"天人合一"延伸而出，這就決定了它們治療方案的不同。

"中醫重整體，西醫重局部"的説法只是説對了一半，中醫重整體不假，西醫也並非完全只看局部。外科手術可能是採取局部切除或局部治療，但外科手術只是西方醫學的一部分，西方醫學同樣注重人體組織系統的關係，將人體看作新陳代謝的有機組成。

中西醫結合往往強調標本兼治，似乎是將"中醫治本，西醫治標"的論斷合二為一了。需要明確的是，如果標是指表象，本是指疾病的根本原因，無論中醫、西醫，目的都是一致的，都是標本兼治。西醫也並非完全是"頭痛醫頭，腳痛醫腳"，中醫也不是僅憑把脈、觀舌苔就能藥到病除。

因此，我們不應該抗拒西方醫學藉助顯微鏡、電腦、CT、核磁共振、生化儀器等手段來確定人體的生理狀況，從而精準判斷出疾病的所在，帶給我們確診的便利；同時，我們也應該聽從中醫的陰陽失調、邪正相爭理論，經過細緻地調理，重建身體平衡，找回生命活力。

"中醫毀於中藥"

2016 年，中國衛計委副主任、中國中醫藥管理局局長王國強在一次會議上指出：再好的大夫，即便是國醫大師，開的方子再好，但抓的藥不行，百姓吃了沒效果，那就是毀掉了中醫。一時之間，關於"中醫毀於中藥"的說法甚囂塵上，中藥出了問題，相當於釜底抽薪，哪怕中醫再厲害，還是治不了病，空剩下一堆理論。

隨著農業生產環境的改變，野生中藥材的數量不斷減少，漸漸變成了家種，開始大面積種植。中藥材一旦規模化種植，就面臨著農藥化肥使用過多、土壤污染嚴重、種植週期縮短、採集時間違背科學規律等問題，從而導致藥效降低、毒性增加。與此同時，為了提高生產效率，很多中藥的炮製手法和技藝也在沒落，為了節約成本，一些廠家擅自改變炮製方式和流程，導致中藥達不到應有的藥效。

就拿最簡單的原材料處理來說，藥材採集之後，首先要去除泥沙和混雜物，然而目前市場上的藥材，茵陳、蒲公英、菟絲子等泥沙含量高達 20%。像白芍不去老根、板藍根殘存根頭部，杏仁不去皮，酸棗仁大量殘留外殼、丹皮不刮皮抽心等現象都非常常見。

目前，中藥生產加工在基礎加工上偷工減料，在"面子工程"上卻費盡心思。例如，很多藥材有一道工序叫打磺，是以硫黃熏蒸，讓藥材的色澤更好看，同時也是消毒滅菌，延長保質期。原本屬於傳統熏製方法的打磺，現在成了美化藥材的手段，過度熏蒸能夠讓藥材看起來更加潔白乾淨，二氧化硫超標的藥材不但藥效低，甚至有毒性。韓國為了保證藥材的效用，每年都是從中國直接購買原材料，拉回國內自己加工。

如果中國的藥材不改變現狀，中藥也許會從根兒上壞掉，中醫的前景也不容樂觀。解決中藥問題，需要多管齊下。首先，應該從源頭上把控中藥質量，加大對種植戶的教育引導，建立追溯體系，保證藥品質量。其次，要制定統一的中藥炮製標準，規範生產，並從有效成分、浸出物、雜質檢查等關鍵環節對中藥生產加以控制。還有，加強監測環節的檢控，提高從業人員的素質，藥監、工商，甚至公安多部門應該聯動，杜絕毒中藥、假中藥流入市場，危害百姓健康。

作為消費者，我們應該堅持從正規渠道購買中藥，以正確的方式熬煮，這樣才能保證藥效，治癒疾病。

別讓抗生素氾濫成災

能抑制微生物和其他細胞增殖的物質被統稱為抗生素。那些寄居在身體裡的細菌、真菌、病毒等微生物在藥物的作用下發生了改變，導致針對性的抗生素失去效力。結果就是，抗生素無法對這種發生改變的病菌發起攻擊，不戰而敗。

對抗疾病和死神的抗生素

古時候，風寒、腹瀉都能要人命，更不要説肺炎、結核病，那幾乎等於不治之症，死路一條。一直到 20 世紀初，世界上仍有三分之一的人死於肺炎、結核、腸炎、腹瀉。而今天，感謝抗生素的廣泛使用，因肺炎和流感死亡的人數不到 4.5%。

抗生素是微生物或高等動植物在生活過程中所產生的，具有抗病原體或其他活性的一類次級代謝產物，能夠干擾其他生活細胞發育功能的化學物質。抗生素具有對侵襲微生物有選擇性毒性，而對宿主細胞影響很小的特點。簡單點説，抗生素就是能夠對抗微生物的藥，常見的如青黴素、頭孢、利巴韋林等。

抗生素出現的時間還不到 100 年。青黴素是人們最早發現的抗生素。 1929 年，英國細菌學家弗萊明（Axexander Fleming）在培養皿中培養細菌時，發現青霉菌周圍沒有細菌生長，他認為青黴素產生的某種物質能夠抑制細菌的生長，將其命名為"青黴素"。"二戰"時期，弗萊明和另外兩位科學家弗洛里（Florey）、錢恩（Chain）經過艱苦的努力，將青黴素提取出來，製成了殺滅細菌對抗感染的藥品，成為當時十分重要的戰略物資。

之後，其他抗生素不斷被發現，1947 年，美國生物學家瓦克斯曼（Waksman）在放線菌中發現並提取出了治療肺結核的鏈黴素。同一年，氯黴素也被發現，它能夠殺死痢疾、炭疽病菌，治療輕度感染。 60 多年來，科學家發現了近萬種抗生素，但由於絕大多數毒性太強而不適合人畜使用，常見的抗生素只有幾十種。

起初，抗生素主要對細菌有滅活作用，但隨著新的抗生素不斷被發現，陸續出現了抗病毒、抗支原體、抗衣原體，甚至抗腫瘤的抗生素，抗生素的定義也因此發生了變化，所以現在能抑制微生物和其他細胞增殖的物質被統稱為抗生素。

可以説，抗生素是人類對抗疾病和死亡的一大革命，因為細菌感染是人類的第一大殺手。在沒有抗生素的年代，大大小小的外傷，哪怕只是輕微的破皮，都有可能發展成無法控制的感染。外科手術之所以步履維艱，也是因為術後感染輕易就會要人命。

2014 年，有一部叫《尼克病院》的美劇，講述的就是 19 世紀末的紐約，在沒有抗生素的情況下，醫生在醫療領域進行探索的故事。劇中病人的死亡率奇高，生死只在一瞬間。由於沒有麻醉劑，沒有抗生素，儘管醫生們想盡辦法提高醫療技術保住患者性命，但每次的醫療探索在當時都背負著巨大的道德壓力，於是，醫院的院長在連續12 次剖腹產失敗後選擇了自殺，男主角需要靠注射可卡因、吸食鴉片來緩解壓力。

在抗生素出現之前，產婦和新生兒的死亡率是非常高的，難產無法進行剖腹產手術，新生兒感染也沒有有效的治療措施，

100 年前的英國，產婦和新生兒死亡率是現在的 40 倍。而在中國，1949 年以前，新生兒死亡率高達 200‰。中國衛生和計劃生育委員會的官方數據表明，2014 年，中國孕產婦死亡率下降到了 21.7/10 萬，新生兒死亡率則下降到了 8.9‰。這其中，抗生素功不可沒。

超級細菌讓人類重返黑暗時代

2010 年，比利時布魯塞爾接治了一位感染"超級細菌"的男子，這位男子在巴基斯坦旅行時遭遇車禍，腿部受傷，在當地治療時感染了"超級細菌"。在布魯塞爾大學附屬醫院，醫生給這名男子使用了藥效強勁的抗生素，但最終未能挽回他的性命。這是全球報道的首例感染"超級細菌"死亡的病例。

2016 年，美國內華達州的里諾市，一位 70 多歲的女性感染了另一種超級細菌 —— 耐碳青黴烯類腸桿菌科細菌（CRE），對美國現有的 26 種抗生素全產生耐藥性。這種細菌因為其"全耐藥性"而被稱為"噩夢細菌"，如果傳播開來，後果將不堪設想。醫院對期間所有在院人員進行檢查，所幸沒有發現擴散現象。這名女性最終也不治離世。

所謂超級細菌是指臨床上幾乎對所有抗生素產生耐藥性的細菌。這些超級細菌因無法控制，能在人身上造成膿瘡和毒皰，甚至逐漸讓人體的肌肉壞死。沒有抗生素能夠消滅這些細菌，最終病人會死於炎症、高燒、痙攣……

據美國疾病控制與預防中心估計，美國每年約有 9300 例感染"超級細菌"的患者，其中約有 600 人死亡。英國的一份調查報告顯示，如果任由抗生素氾濫，人們對細菌的耐藥性置之不理，預計到 2050 年，每年會有 1000 萬人死於"超級細菌"。

2016 年，美國東部賓夕法尼亞州一名 49 歲的女性因尿路感染就醫，醫生在她的尿液樣本中分離出了比"超級細菌"還可怕的"無敵細菌"，即對王牌抗生素"多黏菌素"有耐藥性的細菌。

目前而言，多黏菌素是對抗細菌感染的最後一道防線。早在1959 年，多黏菌素開始投入使用，但由於對腎臟有損害，在 20 世紀七八十年代被停止在人體上使用，但在畜牧業中仍被廣泛使用。為了對抗超級細菌，這種老牌抗生素重新披掛上陣，是目前唯一能夠對抗"無敵細菌"的抗生素。

當前，全球多黏菌素耐藥的情況比較嚴重，在中國、印度及歐美等國家，在動物、肉食品、人體上均攜帶有多黏菌素耐藥的基因。一旦感染了對多黏菌素耐藥的細菌，基本意味著無藥可醫。

為甚麼產生了耐藥性

日常生活中，我們會經常聽到一個詞：藥物耐受，就是吃一種藥，隨著使用時間的增長，藥效降低，服用量增大後才有效。比如止疼藥，反覆使用後，效果就會變差。打個不恰當的比喻，這相當於我們吃辣椒越吃抗辣性越強，這是身體對一種物質適應性的體現。

抗生素的耐藥性有點特殊，並不是我們人體對抗生素產生了耐受性，而是人體內的病原體產生的耐受。這些寄居在身體裡的細菌、真菌、病毒等微生物在藥物的作用下發生了改變，導致針對性的抗生素失去效力。結果就是，抗生素無法對這種發生改變的病菌發起攻擊，不戰而敗。

病菌產生耐藥性可怕的地方在於，它們會傳播，如果在世界範圍內傳播開來，那麼傳統的治療方法對感染這類病菌的患者將束手無策。所以，抗藥性是一個全球性的問題，哪怕沒有吃那麼多抗生素，但一旦感染了發生變異的病菌，你也無法倖免。

細菌出現的歷史比人類漫長得多，幾乎與生命的誕生同步，這意味著它們對環境有著超強的適應能力。甚至在極端環境中都有細菌的存在，比如溫泉中，放射性廢棄物中，甚至海底火山中，它們被稱為嗜極生物。而針對耐藥性的進化是細菌存在的手段之一。抗生素出現後，對藥物敏感的菌株被消滅，但也有少量漏網之魚，它們的基因變異，變成了對藥物不敏感的菌株，得以存活下來。這偶然的錯誤雖小，卻架不住細菌數量的龐大，這個改變了抗生素發生作用的靶點，那個產生了讓抗生素失活的鈍化酶，或者生出了薄薄的外衣，抵擋了抗生素的襲擊，凡此種種，抗生素均無能為力，只能折戟沉沙。

在青黴素出現之初，幾十單位的青黴素就能讓人起死回生，現在，說不定幾百萬單位的青黴素下去，身體都毫無反應。自從人類發現了抗生素，新的類別的抗生素層出不窮，但跟基數龐大的微生物變異的速度比，相當於蝸牛跟飛機賽跑。20 世紀 60 年代是抗生素效力發揮的黃金時期，全世界每年有 700 萬人死於感染性疾病，而到了 21 世紀，抗生素的類別更多，死亡數字卻飆升到了 2000 萬人。

事實上，耐藥菌離每個人都不遙遠。2012 年，約有 45 萬例耐多藥結核病例被發現，目前，廣泛耐藥的結核病已經出現在全球 92 個國家和地區，等待這些患者的是更長的療程，更差的療效，甚至是死亡。與抗生素之前的病菌相比，現在的病菌更加頑固，是升級加強版的"小強"，需要更高效的新藥來對付它們，而新藥在哪裡？這既是時間問題，也是科技問題。

奇特的"抗生素"信仰

在中國，去醫院看病，如果醫生不給開點抗生素，病人會懷疑自己的病能不能治好，為甚麼會這樣？因為在國人的觀念中，抗生素等於"消炎藥"，感冒發燒要消炎，咳嗽咯痰要消炎，磕磕碰碰要消炎，更不要說一些稍微嚴重的疾病。這就導致了人們對抗生素的信仰 —— 包治百病，有益無害。

據報道，中國每年生產 21 萬噸抗生素，其中 3 萬噸用於出口，其餘全部自產自銷，人均消耗 138 克，是美國的 10 倍。每年中國大概有 20 萬人死於藥品不良反應，其中，40% 死於抗生素濫用。中國的住院患者中，抗生素使用率高達 70%，外科患者更是幾乎人手一瓶，比例高達 97%。2014 年的一項檢測顯示，中國地表水中含有 68 種抗生素，抗生素濫用到何種程度，可見一斑。

為甚麼會造成這種現象？有兩方面的原因，一是管理出了問題，二是患者心理出了問題。在 2011 年之前，抗生素使用在行政管理層面缺乏監管，醫務人員開抗生素是家常便飯。患者主動濫用抗生素的現象也非常普遍，尤其是兒科，很多家長一遇到孩子感冒發燒，主動要求醫生給孩子打吊瓶。但兒童感冒初期，90%是病毒感染，絕大部分的抗生素對病毒無效。相反，用多了抗生素，會損害腸道菌群的平衡，導致小孩食慾差，消化不良。一些使用抗生素過多的孩子，病情不見好轉，反而更愛哭鬧，體質也越來越差。

　　抗生素對新生兒的影響更為久遠。丹麥一項針對 28354 名新生兒長達 7 年的隨訪有了新的發現。這項研究分析了母親體重、生產方式、幼兒使用抗生素情況與兒童超重的關係。在母親懷孕期體重正常的前提下，如果嬰兒在出生 6 個月內使用了抗生素，這些孩子的體重會高於未使用抗生素的孩子。為甚麼呢？研究者推測，在出生後的幼兒期，抗生素會影響腸道菌群的建立，從而影響體重。

　　2017 年，麥當勞、肯德基等國際快餐連鎖機構先後宣佈停止使用在飼養過程中攝入人類抗生素的雞肉，但該計劃僅限於美國當地餐廳，而包括中國在內的海外餐廳並未跟進此承諾。中方麥當勞、肯德基的解釋是，遵循中國關於抗生素使用的法律法規，顧客可放心食用。

　　與人用抗生素比，農產品中抗生素的使用情況更令人擔憂。全球 90% 以上的抗生素用在食用動物上。1949 年，美國首次發現抗生素能夠促進畜禽生長，之後，抗生素在畜牧業中廣泛使用。抗生素確實能夠消滅抑制細菌、寄生蟲，產生明顯的經濟效益。1985 年，美國允許在飼料中添加抗生素，結果在一年節約 35 億美元支出的前提下，產肉量提高了 10%。據美國疾病防控中心的數據，2013 年，獸醫購買的抗生素佔美國市場抗生素總量的 70%。2013 年，中科院披露中國當年的抗生素使用情況，總量高達 16.2 萬噸，其中獸用佔到 52%。畜牧業中大量使用青黴素、四環素和氯四環素，並非是為了治療疾病，而是為了提高了牲畜的產量。

前文中已經寫到，檢測顯示，中國地表水中含有大量抗生素，土壤中也不例外，這意味著，隨著農業環境的改變，土壤和水流中的細菌耐藥性都是非常高的。同時，抗生素既然是環境中的自然存在，我們每個人每天都在不知不覺中長期攝入低劑量的抗生素，這加速了體內病原耐藥性的產生。

慎用，慎用，慎用！

慎用抗生素是減少體內病原耐藥性的唯一途徑。

早在 1970 年，美國 FDA 已經呼籲停止在飼料中添加抗生素了，然而這並不容易。另一個事實是，從 1980 年開始，已經沒有新系列的抗生素問世了。身處"後抗生素時代"的我們，面臨的形勢十分嚴峻。

比較讓人樂觀的消息是，現在，各國對抗生素的使用情況都重視起來。對於合理使用抗生素的宣傳在不斷加大，政府層面的監管措施也在陸續出台。比如，個人和醫生應合理使用抗生素，做到"對症下藥"，並嚴格控制用法、劑量和療程。臨床用藥時應開發快速細菌檢定方法，盡早獲得細菌耐藥信息，避免盲目用藥。治療時可採用多藥聯用，減少耐藥的可能。比如包括 WHO 在內的權威組織和協會在對感染病類指南的更新中，都一再強調取消許多常規使用抗生素的程序，在某些程序上（比如黏膜感染）可以考慮使用非抗生素類消毒藥品替代抗生素。再比如中國已經陸續關閉了很多門診輸液，非處方途徑銷售抗生素也已經加強管理，普通人在藥店購買抗生素不再容易。

此外，因耐藥菌出現的速度要遠高於新抗菌藥物研發的速度，一些具有研發能力的公司為了利潤，會將注意力轉向治療慢性病的藥物，從而進入惡性循環，因此政府應對新型抗生素藥物的研發加以鼓勵和扶持。

等待醫學、功能醫學、營養干預的轉變之路

現代醫學可能確實解決了很多問題，但醫生不是萬能的。最好能在疾病發生前阻止它，建立良好的生活方式，做自己的醫生，這不但能夠節約社會資源，也會減少不必要的病痛。

心理學家弗洛伊德的弟子阿德勒在其書裡寫道，想當醫生的人，在童年時期大多是目睹過死亡的，因為童年時期這一無法磨滅的印象，因此他們就渴望當上醫生來救死扶傷。救死扶傷、白衣天使都是醫生的代名詞，在普通人的眼裡，醫生彷彿是上帝之手，當患上某種疾病，你只能把所有的希望寄託到醫生身上，希望他能將

你從地獄的深淵前拉回。

可是，我們往往忘了，醫生也是普通人，他們只是掌握了某種醫學技術的普通人，並非全知全能、所有健康問題的終極解決者。作家伏爾泰對醫生有一個很好的刻畫——"醫生只管把藥灌入得病的身體裡：關於那藥，他了解得不多；關於那病，他懂得更少；關於人的身體，他根本就一竅不通。"話雖然偏激了點兒，但道理確實一點都沒錯。醫生不是能掌控一切生死的聖人，他跟你我一樣是某種職業的從業者，是人類文明裡醫療程序的執行者。

現代的醫學系統就像人類構築起來的無數個系統一樣，是一個巨大的機器，而裡面的人只是運行的螺絲釘和齒輪。醫生只不過是這個龐大系統的形象代表，你我對於這個龐然大物以及疾病未知的恐懼和敬畏，只是恰恰轉移到了這個代表身上。

無法被"治癒"的疾病

我們在前面談到，我們經歷了一個從傳染病到慢性病的時代。肺結核、霍亂、瘧疾、天花這些曾讓人們聞風喪膽的疾病，如今都能得到有效的防治和管控。這是因為這些疾病都有明確的病因，或者是說有明確的病源，它們很可能是某種細菌、病毒或者某種外在事故。也就是說，只要解決掉了這些確切的病源，那麼疾病也就隨之消失了，因此這類疾病又被稱為外源性疾病。

但現在不一樣了，我們日常生活中有很多慢性病，糖尿病、心臟病、類風濕性關節炎、哮喘、頭痛、癌症等，它們雖然不會傳染，但卻是沒有"外在的病源"的。受限於目前的科學技術水平，我們無法獲悉它們確切的病源，那怎麼辦呢？醫學總是有方法應對。既然我們無法從根源上解除麻煩，那我們就把麻煩蓋住不讓它出來就好了。比如膽固醇高了，那我們就吃抑制人體肝臟合成膽固醇的藥來讓身體的膽固醇水平降低；比如身體裡有細胞在瘋狂地增殖（癌症），那麼我們就吃抑制身體細胞增殖的藥，但這些藥同時也把我們正常細胞的增殖抑制住了；比如精神疾病，那我們就吃抑制大腦功能的藥。

這些都是醫學對付大多數慢性病的方法，既然找不到源頭，那我們就對付問題的下游，至少在表面上看不見了，也就"好了"。然而這種"好了"並非治癒，這也是為甚麼很多疾病治療花費如此之高的原因。醫學上真正能解決的問題，往往治療起來是經濟的、高效的，只有無法解決的疾病才是消耗性的。

某種程度上，現代醫學是"等待醫學"──需要等待身體產生器質性病變，才能符合疾病的診斷標準，方可予以治療；現代醫學是"對抗醫學"，主張不同的疾病皆由不同細菌感染造成。但是，藥物雖能夠殺死細菌，卻無法支持人體細胞進行代謝和提供細胞修復所需的物質，這也是藥物在慢性疾病面前往往敗下陣來的原因。

醫學治療的轉身

從 20 世紀中葉以來，生物醫學取得了很大的成就。因此在醫學教育中生物醫學佔用了醫者們的主要課時，臨床訓練越來越專業，在醫生們眼中病人彷彿工廠傳送帶上的部件一樣，在各個科室流轉，醫生在診斷上一味依賴化驗和特殊檢查，在治療上也只在個人專業範圍內考慮。

然而現代社會的疾病已經發生了改變。實際上，每個人從體質到環境，從飲食到生活方式都不是完全相同的，每個人都是一個獨特的生命個體，不是"平均個人"，更不是一堆冰冷的數字。尤其是對於時下盛行的慢性疾病來說，由於無法確定病源，更是無法依賴傳統醫療模式的統計數據來做出決定。比如我們所說的"代謝綜合徵"，這背後可能隱藏的是飲食不當、營養失衡、慢性發炎、氧化傷害、環境毒素與個人壓力等各種原因，由此醫學界出現了一門眼界更為寬廣的新學科 —— 功能醫學。

現代社會，生活和工作的節奏不斷加速，各種矛盾和壓力給現代人帶來越來越沉重的精神負荷。研究表明，很多疾病同適應不良的行為有關，矯正這些行為就成為行為醫學、功能醫學要著手解決的一個核心問題。

本質上，功能醫學是一種以科學為基礎的保健醫學，其應用是以人的基因、環境、飲食、生活形態、心靈等共同組合成的獨特體質作為治療的指標，而非只是治療疾病的症狀，除了治療疾病外，它更提倡對健康的維護。

功能醫學是一種新型的治療模式，它強調個體化及整體概念，著重預防醫學及慢性病病因診治。比如常用的檢查手段甚至還包括了調查問卷這一項，會跟蹤記錄患者身體的健康檢查數據，以及調查患者的生活形態和飲食習慣，並為患者制定個性化的健康管理方案，期待通過非藥物的方式來幫助補充營養和能量、提升機體的功能，以達到健康的目的。因此到最後，功能醫學的處理往往會落到生活方式的改變上，於是功能醫學醫生開出的"藥"往往是對改變生活方式的建議。既然如此，為何你不盡早改變自己的生活方式呢？再沒有誰比你更了解你自己了。

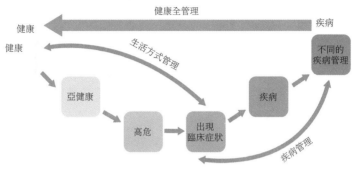

圖 5-4　人體健康全管理

當自己的 "醫生"

絕大多數人都是恐懼死亡的，我們一直期待著存在完全可以把自己的健康託付給他，甚至可以將自己從慢性病深淵中拉回來的醫生。但是我們知道，無論醫生給出怎樣的判斷和診療方式，最終的命運仍然掌握在自己的手裡，沒有醫生可以全權為你負責，掌管你的生死。

就算你吃了全世界最好的藥物，但仍然過著 "酒池肉林" 的生活，醫生也無法把你拉回人間，因為你已經選擇了天堂的生活方式。最好的計策無非是好好地當自己的 "醫生"，及時調整自己的生活習慣，掌控好自己的身體。畢竟在慢性病面前，醫生和藥物真的不是萬能的。

營養干預 —— 讓細胞完成自我救贖

營養教育和營養干預現在已成為世界性的話題，而中國的營養教育和營養干預處在相對落後的狀態。目前，中國的疾病死亡人數以高血壓、高血脂、心臟病和腫瘤等非傳染性慢性病為主，而這些疾病的發生都與營養狀況密切相關。有關研究表明，實施營養干預，不僅能夠預防慢性病的發生，還能提高患者的生命質量和生存長度，是一個具有重大現實意義的議題。

通過科學的營養干預，能夠激活人體細胞的自我修復功能，重新喚醒幹細胞，重生免疫細胞，淨化細胞內環境，這種方法是控制和解決慢性病的有效途徑。

前文詳細闡述了諾貝爾生理學或醫學獎獲得者大隅良典的細胞自噬理論，細胞自噬無疑是細胞的一次自我救贖，一場自我淨化，而提高細胞自噬的效率可以通過營養干預來完成。

南加州大學老年研究院院長沃爾特·隆哥（Valter Longo）博士的研究團隊發表於 Cell 旗下 Cell Stem Cell 雜誌的最新論文顯示，通過小鼠實驗和 1 期臨床試驗表明，長時間的營養干預會顯著降低白細胞數目，改變造血幹細胞的信號通路，啟動造血幹細胞的重生。這是人們首次發現，以天然的營養干預手段能夠激活幹細胞，促進器官或系統的再生。

"飢餓期間，細胞進入待機模式。之後重新餵養小鼠，我們發現了胚胎樣細胞開始產生 β 細胞"，沃爾特·隆哥表示。β 細胞接受葡萄糖刺激，能夠產生胰島素。β 細胞的再生意味著胰島功能的恢復，説明糖尿病是可逆的。

營養干預促使胰腺細胞新生，讓停止工作的器官重新啟動，再次分泌了胰島素，減少了 I 型和 II 型糖尿病的症狀。這意味著營養干預可以真正實現逆轉糖尿病，該研究顛覆了人們固有的糖尿病不可逆的觀念。

此外，隆哥研究組近期完成了一項隨機臨床試驗，他們選取了 71 名志願者，讓他們在三個月內遵循禁食模式飲食，而對照組延續以往的飲食習慣。三個月後，禁食者平均減輕了 2.6 斤的體重，血壓、體脂和腰圍也有明顯的降低。

營養干預對於健康的影響有著廣闊的研究空間，相信在不遠的未來，營養干預會成為人們生活的一部分，成為每個人熟識的觀念和常識。對於當下的普通人而言，從日常的飲食入手，可以做到防控慢性病，生活得更輕鬆愉悅。一定要記住，食物，不僅是我們生存的前提，還能夠讓我們生活得更健康，更美好！

致謝

一直以來，我都想寫一本普及平衡營養學的書，卻遲遲沒有動筆。一是因為工作太忙，時常是"空中飛人"，此外我常要接受一些協會和企業的邀請，在會議上做營養與健康的宣講，當然，這可以說是另一種形式的營養學知識的普及；二是尚未找到合適的切入點，平衡營養學的概念是國際學術界近幾年的最新提法，涉及生化、醫學、食品、營養學等各個方面，講深了怕專業術語把人繞暈，講淺了又流於不痛不癢的泛泛而談，我希望能以一種宏觀與微觀相結合的方式來普及這個概念。

好友羅軍作為茶學的專家，幾次督促我把平衡營養學整理出來，惠及大眾讀者。每次見面，他都會跟我探討營養學對每一個人的意義，和我一起尋找寫作這本書的方向。當我決定要寫這本書時，羅軍及其助理梁莉紅組成了特別策劃小組，為我出謀劃策，幫我搭建了書的架構。時隔五年，這本書終於要與讀者見面了，首先要感謝的就是羅軍先生，我們曾經數次深夜懇談，書中很多觀點都受到了你的啟發。也要感謝梁莉紅，在你的梳理下，本書的文本更加曉暢生動。

美國食品科學技術協會（IFT）前任主席，我在星巴克工作時的直接領導 Mary，感謝你長期以來對我工作的支持，我分外珍惜你我之間的珍貴友誼。你在百忙之中，閱讀了書稿提要，提出了寶貴的意見，並為此書作序。

我的好友，中國工程院院士孫寶國教授，每次見面，談及學術與研究，你的睿智與執著都令我受益匪淺，能夠與你攜手為食品學、營養學做一些科研工作，是我的榮幸。謝謝你的序言，相信很多人都會因此而願意了解一些平衡營養學的知識。

感謝出版界的每一位工作夥伴，你們高效而專業，使圖書迅速進入編輯流程，去蕪存菁，讓本書的內容更為簡潔疏朗。《失衡》一書能夠面世，是你們共同努力的結果。

感謝我的同事何常明博士，你給我提供了很多醫學和生藥學方面的知識，讓我對營養學與醫學的關係有了新的理解。感謝詩琳美公司的所有員工，通過你們的工作，為平衡營養學在實際生活中的應用提供了許多真實案例，得到了實踐的驗證，在此一併表示感謝。

最後且是最重要的，是要感謝我摯愛的家人，包括我的太太 Aileen，花了大量的時間和我一起查找參考資料、閱讀文稿，並對初稿提出了許多寶貴的修改意見；我的兒子 Kevin，女兒 Kate，你們的關心和鼓勵讓我時刻感知來自家庭的幸福和溫暖，我愛你們！

馬勝學
2018 年初春

參考文獻

[1] 克里斯托弗‧加爾法德. 極簡宇宙史 [M]. 袁文煦, 譯. 上海：上海三聯書店, 2016.

[2] 尼克‧萊恩. 生命的躍升：40 億年演化史上的十大發明 [M]. 張博然, 譯. 北京：科學出版社, 2016.

[3] 尤瓦爾‧赫拉利. 人類簡史 [M]. 林俊宏, 譯. 北京：中信出版社, 2017.

[4] 尤瓦爾‧赫拉利. 未來簡史 [M]. 林俊宏, 譯. 北京：中信出版社, 2017.

[5] S.E‧約恩森. 生態系統生態學 [M]. 曹建軍等, 譯. 北京：科學出版社, 2017.

[6] 環球科學雜誌社. 餐桌上的進化史 [M]. 北京：中信出版社, 2013.

[7] 理查德‧道金斯. 自私的基因 [M]. 盧允中, 張岱雲, 陳復加等, 譯. 北京：中信出版社, 2012.

[8] 戴維‧巴斯. 進化心理學 [M]. 張勇, 蔣柯, 譯. 北京：商務印書館有限公司, 2015.

[9] 賈雷德‧戴蒙德. 病菌、槍炮和鋼鐵 [M]. 謝延光, 譯. 上海：上海譯文出版社, 2006.

[10] 特里‧伯納姆. 慾望之源 [M]. 李存娜, 譯. 北京：中信出版社, 2007.

[11] 帕特里克‧霍爾福德. 營養聖經 [M]. 范志紅等, 譯. 北京：北京出版社, 2012.

[12] 吉爾‧恩德斯. 腸子的小心思 [M]. 錢為, 譯. 南京：江蘇鳳凰科技出版社, 2016.

[13] 倪國華, 鄭鳳田. 健康的階層差異 —— 肥胖流行背景下富貴病成因研究 [J]. 中國軟科學, 2014.10.

[14] 坎貝爾. 救命飲食：中國健康調查報告 [M]. 呂奕欣、倪婉君, 譯. 北京：中信出版社, 2011.

[15] 苑曉春主編 . 茶葉生物化學（第三版）[M]. 北京：中國農業出版社，2008.

[16] 羅軍 . 中國茶密碼 [M]. 北京：生活 · 讀書 · 新知三聯書店，2016.

[17] 楊寶峰 . 藥理學（第 8 版）[M]. 北京：人民衛生出版社，2013.

[18] 中國營養學會 .《中國居民膳食指南》[C]. 北京：人民衛生出版社，2016.

[19] 大隅良典 . 自噬—— 細胞內再循環系統 . 諾貝爾卡羅林斯卡醫學院生理學或醫學講座 , 東京工業大學創新研究所，2016.12.7.

[20] Bergamini E. et al. The Role of Autophagy in Aging: Its Essential Part in the Anti-Aging Mechanism of Caloric Restriction[J]. *Annals of the New York Academy of Sciences*, 2007.

[21] Broussard JL.et al. Impaired Insulin Signaling in Human Adipocytes After Experimental Sleep Restriction: a Randomized, Crossover Study[J]. *Annals of Internal Medicine*, 2012.

[22] Brown AL. et al., Health Effects of Green Tea Catechins in Overweight and Obese Men: a Randomised Controlled Cross-Over Trial[J]. *British Journal of Nutrition*, 2011.

[23] Balasubramanian P., Longo VD. Growth Factors, Aging and Age-Related Diseases[J]. *Growth Hormone & IGF Research*, 2016.

[24] Brandhorst S. et al. Protective Effects of Short-Term Dietary Restriction in Surgical Stress and Chemotherapy[J]. *Ageing Research Reviews*, 2017.

[25] Bremer J. Carnitine. Metabolism and Functions[J]. *Physiological Reviews*, 1983.

[26] Brevetti G. et al. Superiority of L-Propionylcarnitine vs. L-Carnitine in Improving Walking Capacity in Patients with Peripheral Vascular Disease: an Acute, Intravenous, Double-Blind, Cross-Over Study[J]. *European Heart Journal*, 1992.

[27] Bloomer RJ., Fisher-Wellman KH. Tucker PS Effect of Oral Acetyl L-Carnitine Arginate on Resting and Postprandial Blood Biomarkers in Pre-Diabetics[J]. *Nutr Metab (Lond)*, 2009.

[28] Brandhorst S. et al. Switch to Standard View A Periodic Diet That Mimics Fasting Promotes Multi-System Regeneration, Enhanced Cognitive Performance, and Healthspan[J]. *Cell Metabolism*. 22 (1), 2017.

[29] Barnicot NA. Human Nutrition: Evolutionary Perspectives[J]. *Integrative Psychological and Behavioral Science*, 2005.

[30] Choi Y. A Diet Mimicking Fasting Promotes Regeneration and Reduces

Autoimmunity and Multiple Sclerosis Symptoms[J]. *Cell Reports*, 2016.

[31] Concha F. et al. Caloric Restriction as a Strategy to Improve Vascular Dysfunction in Metabolic Disorders[J]. *Nutrients*, 2016.

[32] Chaput JP., Tremblay A. Sleeping Habits Predict the Magnitude of Fat Loss in Adults Exposed to Moderate Caloric Restriction[J]. *Obesity Facts*, 2012.

[33] Cuturic M. et al. Clinical Outcomes and Low—Dose Levocarnitine Supplementation in Psychiatric Inpatients with Documented Hypocarnitinemia: a Retrospective Chart Review[J]. *Journal of Psychiatric Practice*, 2010.

[34] Choo JJ. Green Tea Reduces Body Fat Accretion Caused by High-Fat Diet in Rats Through Beta-Adrenoceptor Activation of Thermogenesis in Brown Adipose Tissue[J]. *The Journal of Nutritional Biochemistry*, 2003.

[35] Combs GF Jr., Duxbury JM., Welch RM.Food Systems for Improved Health: Linking Agricultural Production and Human Nutrition[J]. *European Journal of Clinical Nutrition*, 1997.

[36] Cruciani RA. et al. L-Carnitine Supplementation for the Treatment of Fatigue and Depressed Mood in Cancer Patients with Carnitine Deficiency: a Preliminary Analysis[J]. *Annals of the New York Academy of Sciences*, 2004.

[37] Cao Y. et al. Single Dose Administration of L-Carnitine Improves Antioxidant Activities in Healthy Subjects[J]. *The Tohoku Journal of Experimental Medicine*, 2011.

[38] Cheng CW. et al. Fasting-Mimicking Diet Promotes Ngn3-Driven β-Cell Regeneration to Reverse Diabetes[J]. *Cell*, 2017.

[39] Dinges DF. The State of Sleep Deprivation: From Functional Biology to Functional Consequences[J]. *Sleep Medicine Reviews*, 2006.

[40] Diepvens K. et al. Obesity and Thermogenesis Related to the Consumption of Caffeine, Ephedrine, Capsaicin, and Green Tea[J]. *American Journal of Physiology. Regulatory, Integrative and Comparative Physiology*, 2007.

[41] Duncan MJ. Restricting Feeding to the Active Phase in Middle-Aged Mice Attenuates Adverse Metabolic Effects of a High-Fat Diet[J]. *Physiology & Behavior*, 2016.

[42] Dhitavat S. et al. Acetyl-L-Carnitine Protects Against Amyloid-Beta Neurotoxicity: Roles of Oxidative Buffering and ATP Levels[J]. *Neurochemical Research*, 2002.

[43] Del Rio D.et al. Bioavailability and Catabolism of Green Tea Flavan-3-Ols in Humans[J]. *Nutrition*, 2010.

[44] Ebeling P. et al. The Association of Acetyl-L-Carnitine with Glucose and Lipid Metabolism in Human Muscle in Vivo: the Effect of Hyperinsulinemia[J]. *Metabolism*, 1997.

[45] Galloway SD., Craig TP., Cleland SJ. Effects of Oral L-Carnitine Supplementation on Insulin Sensitivity Indices in Response to Glucose Feeding in Lean and Overweight/Obese Males[J]. *Amino Acids*, 2011.

[46] Gow ML. et al. The Effectiveness of Different Diet Strategies to Reduce Type 2 Diabetes Risk in Youth[J]. *Nutrients,* 2016.

[47] Gramignano G.et al. Efficacy of L-Carnitine Administration on Fatigue, Nutritional Status, Oxidative Stress, and Related Quality of Life in 12 Advanced Cancer Patients Undergoing Anticancer Therapy[J]. *Nutrition*, 2006.

[48] Henning SM.et al. Bioavailability and Antioxidant Effect of Epigallocatechin Gallate Administered in Purified form Versus as Green Tea Extract in Healthy Individuals[J]. *The Journal of Nutritional Biochemistry*, 2005.

[49] Hu T. et al. The Effects of a Low-Carbohydrate Diet vs. a Low-Fat Diet on Novel Cardiovascular Risk Factors: A Randomized Controlled Trial[J]. *Nutrients*, 2015.

[50] Halberg N. et al. Effect of Intermittent Fasting and Refeeding on Insulin Action in Healthy Men[J]. *Journal of Applied Physiology*, 2005.

[51] Hursel R. et al. The Effects of Catechin Rich Teas and Caffeine on Energy Expenditure and Fat Oxidation: a Meta-Analysis[J]. *Obesity Reviews*, 2011.

[52] Heese T.et al. Anxiolytic Effects of L-Theanine_a Component of Green Tea—When Combined with Midazolam, in the Male Sprague-Dawley Rat[J]. *AANA Journal*, 2009.

[53] HedrickEmail VE. et al. Dietary Biomarkers: Advances, Limitations and Future Directions[J]. *Nutrition Journa*, 2012.

[54] Janssens PL., Hursel R., Martens EA., Westerterp-Plantenga MS. Acute Effects of Capsaicin on Energy Expenditure and Fat Oxidation in Negative Energy Balance[J]. *Plos One*, 2013.

[55] Kitani K., Yokozawa T., Osawa T. Interventions in Aging and Age-Associated Pathologies by Means of Nutritional Approaches[J]. *Annals of the New York*

Academy of Sciences, 2004.

[56] Kraemer WJ., Volek JS., Dunn-Lewis C. L-Carnitine Supplementation: Influence Upon Physiological Function[J]. *Exercise and the Institute of Medicine Recommendations for Nutrition*, 2008.

[57] Klempel et al.Interminttent Fasting Combined with Calorie Restriction is Effective for Weight Loss and Cardio-Protection in Obese Women[J]. *Nutrition Journal*, 2012.

[58] Lu K, et al. The Acute Effects of L-Theanine in Comparison with Alprazolam on Anticipatory Anxiety in Humans[J]. *Human Psychopharmacology*, 2004.

[59] Lambert JD., Sang S., Yang CS. Possible Controversy Over Dietary Polyphenols: Benefits vs. Risks[M]. *Chemical Research in Toxicology*, 2007.

[60] Lahjouji K., Mitchell GA., Qureshi IA. Carnitine Transport by Organic Cation Transporters and Systemic Carnitine Deficiency[J]. *Molecular Genetics and Metabolism*, 2001.

[61] Limin Wang, Pei Gao, Mei Zhang, et al. Prevalence and Ethnic Pattern of Diabetes and Prediabetes in China in 2013[J]. *The Journal of the American Medical Association*, 2017.

[62] Mingorance C.et al., Critical Update for the Clinical Use of L-Carnitine Analogs in Cardiometabolic Disorders[J]. *Vascular Health and Risk Management*, 2011.

[63] Mattson MP. et al., Impact of Intermittent Fasting on Health and Disease Processes[J]. *Ageing Research Reviews*, 2016.

[64] Mohammadzadeh ES. The Effects of Modified Alternate-Day Fasting Diet on Weight Loss and CAD Risk Factors in Overweight and Obese Women[J]. *Journal of Diabetes and Metabolic Disorders*, 2013.

[65] Mattson MP. Energy Intake, Meal Frequency, and Health: Neurobiological Perspective[J]. *Annual Review of Nutrition*, 2005.

[66] Mattson MP., Wan R. Beneficial Effects of Intermittent Fasting and Caloric Restriction on the Cardiovascular and Cerebrovascular Systems[J]. *The Journal of Nutritional Biochemistry*, 2005.

[67] Martinowich K., Lu B.Interaction Between BDNF and Serotonin: Role in Mood Disorders[J]. *Neuropsychophar-Macology*, 2008.

[68] Mueller AD. et al.Sleep Deprivation Can Inhibit Adult Hippocampal Neurogenesis Independent of Adrenal Stress Hormones[J]. *Am J Physiol Regul*

Integr Comp Physiol, 2008.

[69] Nguyen MM. et al. Randomized, Double-Blind, Placebo-Controlled Trial of Polyphenon E in Prostate Cancer Patients Before Prostatectomy: Evaluation of Potential Chemopreventive Activities[J]. *Cancer Prevention Research* (Phila), 2012.

[70] Noland RC.et al. Carnitine Insufficiency Caused by Aging and Overnutrition Compromises Mitochondrial Performance and Metabolic Control[J]. *Journal of Biological Chemistry*, 2009.

[71] Okushio K.et al., Methylation of Tea Catechins by Rat Liver Homogenates[M]. *Biosci Biotechnol Biochem*, 1999.

[72] Olsen MK. et al. Time-Restricted Feeding on Weekdays Restricts Weight Aging: a Study Using Rat Models of High-Fat Diet-Induced Obesity[J]. *Physiology & Behavior*, 2017.

[73] Prather AA., Puterman E., Lin J.et al. Shorter Leukocyte Telomere Length in Midlife Women with Poor Sleep Quality[J]. *Journal of Aging Research*, 2011.

[74] Park SK. et al. A Combination of Green Tea Extract and L-Theanine Improves Memory and Attention in Subjects with Mild Cognitive Impairment: a Double-Blind Placebo-Controlled Study[J]. *Journal of Medicinal Food*, 2011.

[75] Paradies G. et al. Effect of Aging and Acetyl-L-Carnitine on the Activity of Cytochrome Oxidase and Adenine Nucleotide Translocase in Rat Heart Mitochondria[J]. *FEBS Lett.*, 1994.

[76] Rajendra N. et al. Modern Diet and Its Impact on Human Health [J]. *Journal of Food Science*, 2015.

[77] Ringseis R. et al. Low Availability of Carnitine Precursors as a Possible Reason for the Diminished Plasma Carnitine Concentrations in Pregnant Women[M]. *BMC Pregnancy and Childbirth*, 2010.

[78] Rebouche CJ.Ascorbic Acid and Carnitine Biosynthesis[J]. *The American Journal of Clinical Nutrition*, 1991.

[79] Rebouche CJ.Quantitative Estimation of Absorption and Degradation of a Carnitine Supplement by Human Adults[J]. *Metabolism*, 1991.

[80] Rebouche CJ., Lombard KA., Chenard CA. Renal Adaptation to Dietary Carnitine in Humans[J]. *American Journal of Clinical Nutrition*, 1993.

[81] Stonehouse W. Dairy Intake Enhances Body Weight and Composition

Changes During Energy Restriction in 18-50-Year-Old Adults—A Meta-Analysis of Randomized Controlled Trials[J]. *Nutrients*, 2016.

[82] Strong R. et al. Evaluation of Resveratrol, Green Tea Extract, Curcumin, Oxaloacetic Acid, and Medium-Chain Triglyceride Oil on Life Span of Genetically Heterogeneous Mice[J]. *The Journals of Gerontology Series A-Biological Sciences and Medical Sciences*, 2012.

[83] Suzuki-Sugihara N. et al. Green Tea Catechins Prevent Low-Density Lipoprotein Oxidation via Their Accumulation in Low-Density Lipoprotein Particles in Humans[J]. *Nutrition Research*, 2016.

[84] Shimizu M. et al. Regulation of Intestinal Glucose Transport by Tea Catechins[J]. *Biofactors*, 2000.

[85] Strijbis K., Vaz FM., Distel B. Enzymology of the Carnitine Biosynthesis Pathway[J]. *IUBMB Life*. 2010.

[86] Sharman EH. et al. Reversal of Biochemical and Behavioral Parameters of Brain Aging by Melatonin and Acetyl L-Carnitine[J]. *Brain Research*, 2002.

[87] Thackray AE. et al. Exercise, Appetite and Weight Control: Are There Differences between Men and Women? [J]. *Nutrients*, 2016.

[88] Teng NI. et al. Efficacy of Fasting Calorie Restriction on Quality of Life Among Aging Men[J]. *Physiology & Behavior*, 2011.

[89] Tamura H., Matsui M. Inhibitory Effects of Green Tea and Grape Juice on the Phenol Sulfotransferase Activity of Mouse Intestines and Human Colon carcinoma Cell Line, Caco-2[J]. *Biological & Pharmaceutical Bulletin*, 2000.

[90] Thielecke F. et al. Epigallocatechin-3-Gallate and Postprandial Fat Oxidation in Overweight/Obese Male Volunteers: a Pilot Study[J]. *European Journal of Clinical Nutrition*, 2010.

[91] Ullmann U. et al. Epigallocatechin Gallate (EGCG) (TEAVIGO) Does not Impair Nonhaem-Iron Absorption in Man[J]. *Phytomedicine*, 2005.

[92] Venables MC. et al. Green Tea Extract Ingestion, Fat Oxidation, and Glucose Tolerance in Healthy Humans[J]. *American Journal of Clinical Nutrition*, 2008.

[93] Varady KA., Hellerstein MK. Alternate-Day Fasting and Chronic Disease Prevention: a Review of Human and Animal Trials[J]. *American Journal of Clinical Nutrition*, 2007.

[94] Watson N. Effects of Low-Fat Diets Differing in Protein and Carbohydrate

Content on Cardiometabolic Risk Factors During Weight Loss and Weight Maintenance in Obese Adults with Type 2 Diabetes[J]. *Nutrients*, 2016.

[95] Welch RM., Graham RD. Breeding for Micronutrients in Staple Food Crops From a Human Nutrition Perspective[J]. *Journal of Experimental Botany*, 2004.

[96] Yang CS. et al. Blood and Urine Levels of Tea Catechins After Ingestion of Different Amounts of Green Tea by Human Volunteers[J]. *Cancer Epidemiology, Biomarkers & Prevention*, 1998.

[97] Young JF. et al. Green Tea Extract Only Affects Markers of Oxidative Status Postprandially: Lasting Antioxidant Effect of Flavonoid-Free Diet[J]. *British Journal of Nutrition*, 2002.

[98] Yang CS. et al. Cancer Prevention by Tea: Animal Studies, Molecular Mechanisms and Human Relevance[J]. *Nature Reviews Cancer*, 2009.

[99] Zheng R. et al. Natural Course of Metabolically Healthy Overweight/Obese Subjects and the Impact of Weight Change[J]. *Nutrients*, 2016.

[100] Zuo et al. Comparison of High-Protein, Interminttent, Fasting Low-Calorie Diet and Heart Healthy Diet for Vascular Health of the Obese[J]. *Frontiers in Physiology*, 2016

[101] Reiter RJ. Melatonin[M]. New York: Bantam Books, 1995.

責任編輯		楊克惠
書籍設計		林　溪
排　版		肖　霞
印　務		馮政光

書　名		失衡——為甚麼我們無法擺脫肥胖與慢性病
叢 書 名		生命·健康
作　者		馬勝學
出　版		香港中和出版有限公司 Hong Kong Open Page Publishing Co., Ltd. 香港北角英皇道 499 號北角工業大廈 18 樓 http://www.hkopenpage.com http://www.facebook.com/hkopenpage http://weibo.com/hkopenpage
香港發行		香港聯合書刊物流有限公司 香港新界大埔汀麗路 36 號 3 字樓
印　刷		中華商務彩色印刷有限公司 香港新界大埔汀麗路 36 號中華商務印刷大廈
版　次		2018 年 7 月香港第一版第一次印刷
規　格		16 開（148mm×210mm）312 面
國際書號		ISBN 978-988-8466-94-8
		© 2018 Hong Kong Open Page Publishing Co., Ltd. Published in Hong Kong